# Bauch-weg-
# Quickies

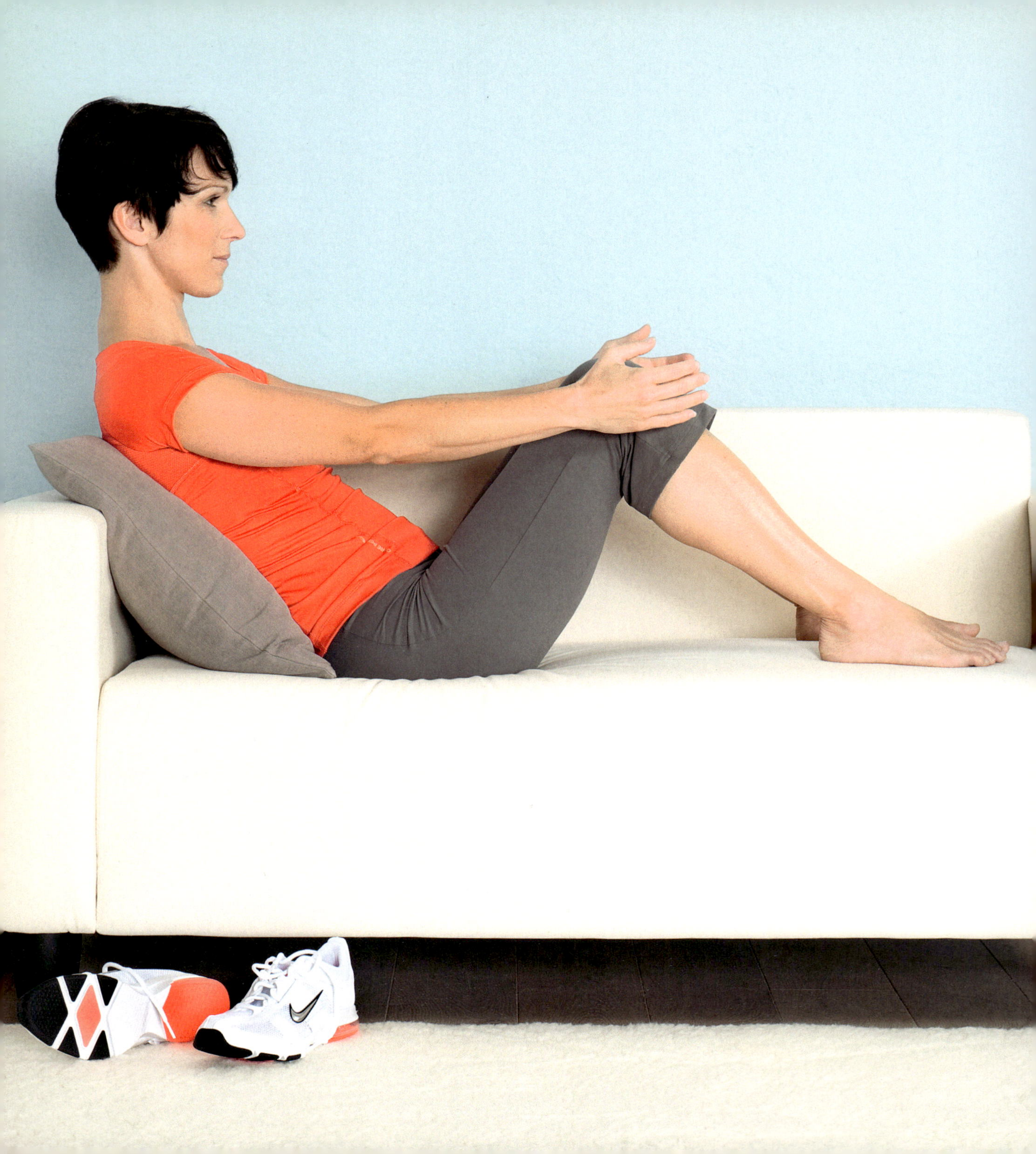

CARLA BENNINI

# Bauch-weg-Quickies

## Die besten Übungen für einen flachen Bauch

# Was Sie in diesem Buch finden

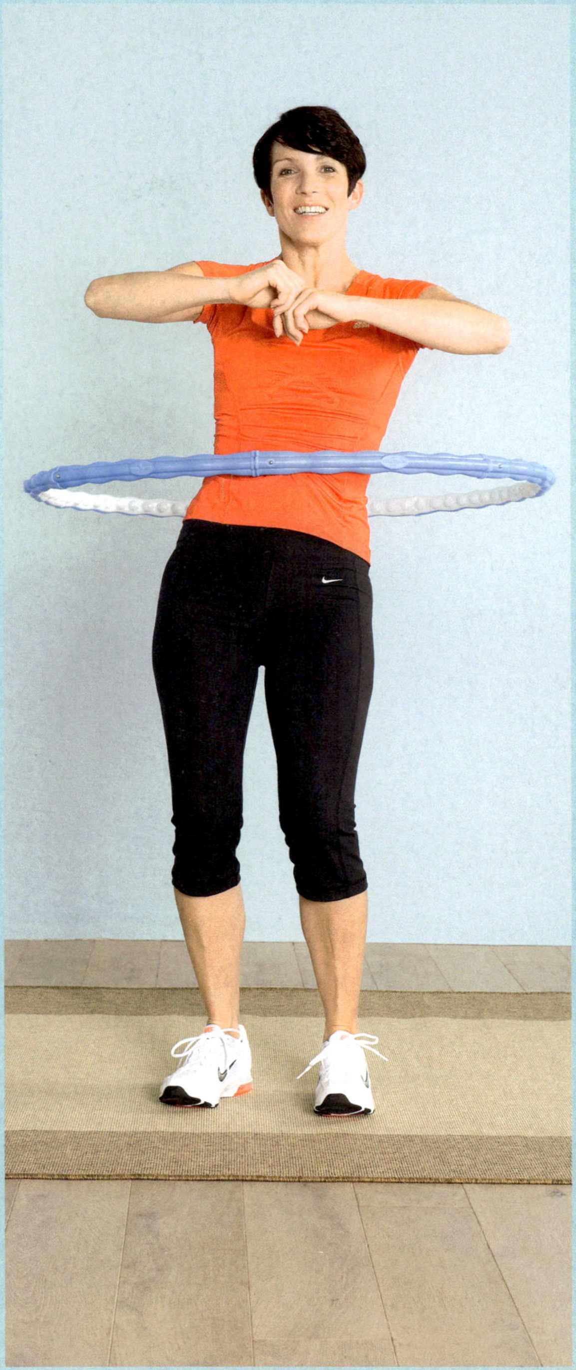

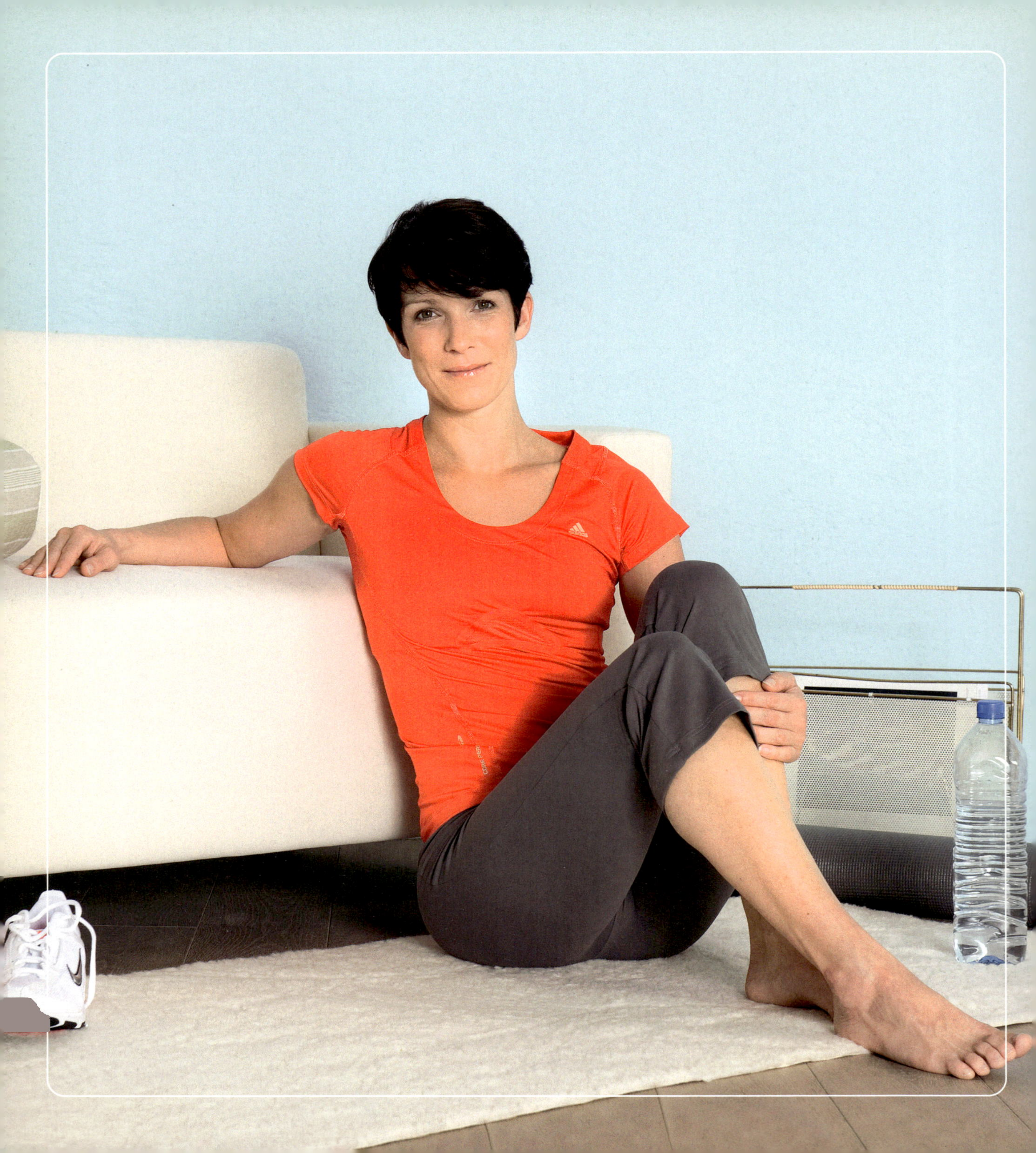

Bauch-weg-Quickies:

# Schlank, straff und wohlgeformt

# Schön und gesund statt kugelrund

Der Bauch ist für viele Frauen eine der schlimmsten Problemzonen, und oft zieht er auch mehr Blicke auf sich als andere Körperbereiche. Wer sich schön und begehrenswert fühlen will, kommt an der Körpermitte nicht vorbei: Eine schlanke Taille und ein flacher Bauch gehören zu den wichtigsten Voraussetzungen dafür. Und auch wer weder Model noch Schönheitskönigin werden will, möchte doch dem gängigen Schönheitsideal entsprechen.

Topmodels engagieren meist einen Personal Trainer, um dem Bauchspeck zu Leibe zu rücken. Doch zum Glück lässt sich der Bauch auch in Eigenregie in Form bringen: Wichtig ist nur zu wissen, was die Pölsterchen am besten zum Schmelzen bringt. Das sind neben genügend Bewegung und der passenden Ernährung vor allem gezielte Übungen, die die Bauchmuskeln in Form bringen, und die besten dieser Übungen werde ich Ihnen in diesem Buch vorstellen.

## Weiblich-straff statt »Waschbrett«

Dabei geht es allerdings nicht darum, sich einen Waschbrettbauch anzutrainieren: Bauch-weg-Quickies sind so ausgewählt, dass sie einfach und abwechslungsreich all die Muskelgruppen stärken, die rund um den Bauch für eine weibliche, schöne Form sorgen. Anstatt wie beim Bodybuilding die Muskeln gezielt hervortreten zu lassen, sorgen diese Übungen vor allem dafür, dass rund um die Körpermitte mehr Fett verbrannt wird und schlaffe Fettröllchen durch geschmeidige Muskeln verdrängt werden.

Gleichzeitig schenkt Ihnen das Training mehr Gesundheit und Lebensfreude: Denn kräftige Bauchmuskeln schützen auch vor Haltungsproblemen, sie reduzieren das innere Bauchfett, das besonders schädlich für die Gesundheit ist, und nicht zuletzt hilft Ihnen das Bauchtraining dabei, die Lebenskraft zu entdecken, die Sie aus Ihrer Körpermitte schöpfen können. Doch lassen Sie uns der Reihe nach beginnen: Was sind für Sie die wichtigsten Gründe, sich einen schlankeren Bauch zu wünschen?

## Der Reiz einer schlanken Taille

Der offensichtlichste Grund für ein Bauch-weg-Training ist für die meisten Frauen ihr Aussehen: Eine schlanke Taille macht einfach eine viel bessere Figur. Dabei geht es bei weitem nicht darum, so dürr wie manche Laufsteg-Models zu werden. Ganz im Gegenteil haben eine schlanke Taille und ein flacher Bauch den größten Reiz, wenn sie von den wohlproportionierten Rundungen von Brüsten, Hüften und Po eingerahmt werden. Das ist sogar wissenschaftlich erwiesen: Männer finden Frauen dann am reizvollsten,

wenn das Verhältnis zwischen Hüften und Taille stimmt – und dann sind auch die meisten Frauen am zufriedensten mit ihrem Körper.
Wenn Sie Ihre Figur verbessern wollen, ist es daher am wirkungsvollsten, zunächst einmal Bauch und Taille in Form zu bringen – das Ergebnis fällt weit schneller ins Auge, als wenn Sie mit einer Diät insgesamt etwas abnehmen würden.

## Warum ein straffer Bauch gesünder ist

Seit einigen Jahren steht der Bauch jedoch nicht mehr nur aus Schönheitsgründen in der Kritik: Auch aus gesundheitlicher Sicht gibt es gute Gründe, den Bauch nicht kugelrund werden zu lassen. Wissenschaftler haben entdeckt, dass speziell das innere Bauchfett der Gesundheit schadet. Im Gegensatz zu Fetteinlagerungen in anderen Körperbereichen kann es Hormone produzieren, die den gesamten Stoffwechsel beeinflussen. Ab einem gewissen Bauchumfang steigt daher das Risiko für Herz- und Gefäßkrankheiten sowie für Diabetes.
Das gilt sogar dann, wenn man eigentlich kaum Übergewicht hat, aber einen deutlichen Bauchansatz oder ein kleines Wohlstandsbäuchlein mit sich herumträgt. Daher gilt der Bauchumfang inzwischen in der Medizin als wichtiger Indikator für das Risiko solcher Erkrankungen.

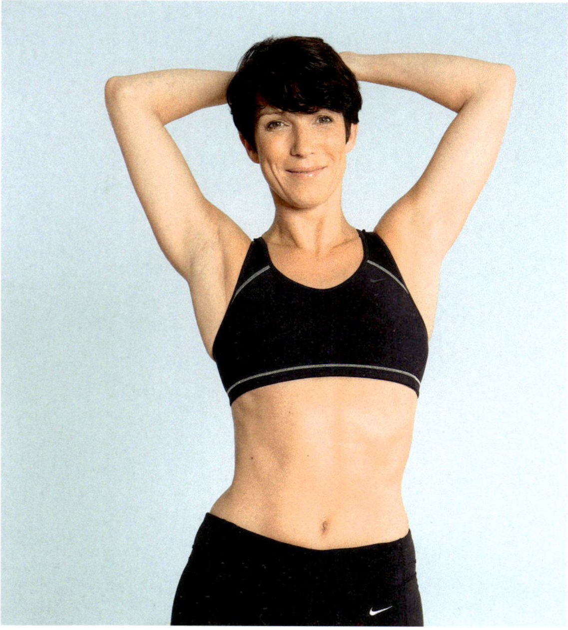

**Eine solch schlanke Taille ist nicht nur schön anzusehen, sondern auch gut für Ihre Gesundheit.**

### Apfel oder Birne?

Das Körperfett ist nicht bei allen Menschen auf dieselbe Weise verteilt. Normalerweise neigen vor allem Männer dazu, einen ausgeprägten Bauch zu entwickeln – die bekannte Apfelfigur. Frauen dagegen neigen mehr zur Birnenfigur, bei der ein großer Teil des Körperfetts etwas tiefer, nämlich an Po, Hüften und Oberschenkeln eingelagert wird. Dennoch kann sich das Bauchfett auch bei Frauen zum gesundheitlichen Problem auswachsen, vor allem, wenn sie kein deutliches Übergewicht haben und ein kleines »Bäuchlein« für nicht weiter störend halten.

## So messen Sie Ihren Bauchumfang

Um Ihren Bauchumfang zu messen, brauchen Sie nichts weiter als ein Maßband und ein paar Minuten Zeit. Und so wird's gemacht:

- Messen Sie den Bauchumfang im Stehen und ohne Kleidung, am besten vor dem Frühstück.
- Messen Sie in der Mitte zwischen dem Beckenkamm (dem höchsten an der Körperseite tastbaren Punkt des Beckenknochens) und dem unteren Rippenbogen – 1–2 cm oberhalb des Bauchnabels.
- Atmen Sie leicht aus, und lesen Sie das Ergebnis am Maßband ab.

Bei Frauen sollte der Bauchumfang nicht mehr als 80 cm betragen (Männer 94 cm). Deutlich erhöht ist das Gesundheitsrisiko ab einem Bauchumfang von 88 cm (bei Frauen; Männer: 102 cm). Diese Werte gelten unabhängig von Körpergröße, Alter oder anderen Faktoren.

### Gesund und fit bleiben

Das gefährliche innere Bauchfett wird auch deshalb oft ignoriert, weil es wirklich nur am Bauchumfang zu erkennen ist. Oberflächliche Speckröllchen, die sich über den Hosenbund schieben, bestehen dagegen aus unbedenklichem (wenn auch unschönem) Unterhautfettgewebe. Inneres Bauchfett dagegen liegt unterhalb der Bauchmuskeln und lagert sich rund um die inneren Organe ab. Dadurch bläht es den Bauch sozusagen von innen auf. Falls Sie Ihrem Bauch zu Leibe rücken wollen, um möglichst lange gesund und fit zu bleiben, ist Ihr Bauchumfang daher das wichtigste Zeichen für Ihren Trainingserfolg.
Das Bauchfett ist allerdings nicht der einzige Grund, um der Gesundheit zuliebe die Bauchmuskeln zu trainieren. Ebenso wichtig ist die Rolle, die die Bauchmuskeln für eine gute Körperhaltung spielen. Gemeinsam mit den Rückenmuskeln und dem Beckenboden stützen sie den Rumpf und machen so den Körper beweglich und belastbar. Wie das genau funktioniert, erfahren Sie auf den folgenden Seiten.

## Entdecken Sie die Kraft Ihrer Mitte

Neben dem Wunsch nach Schönheit und Gesundheit gerät ein weiterer wichtiger Grund, etwas für Ihren Bauch zu tun, leider oft ins Hintertreffen: Die Kraft, die Sie aus Ihrer Körpermitte schöpfen können. Im Yoga wie auch in asiatischen Kampfsportarten wird gelehrt, dass sich im Bauch ein wichtiges Kraftzentrum befindet, das uns bei Bedarf stets mit neuer Energie versorgen kann, und dass der Bauch der Sitz der Gefühle ist. Auch in der europäischen Kultur spielt der Bauch eine wichtige Rolle im Gefühlsleben: Wir treffen Entscheidungen aus dem Bauch heraus, haben Schmetterlinge im Bauch, wenn wir verliebt sind, und Probleme bereiten uns nicht selten ganz wörtlich Bauchschmerzen. Auch die Intuition wird nicht grundlos oft als »Bauchgefühl« umschrieben. Im Fernen Osten wie im Westen steht hinter diesen Ansichten die Erkenntnis, dass unser Bauch eine zentrale Bedeutung für unser Leben hat. Nicht nur, weil seine Lage in etwa der Körpermitte entspricht oder im Bauch lebenswichtige Organe arbeiten. Der Bauch beeinflusst auch unser Lebensgefühl und unser Wohlbefinden.

Wer seinen Bauch dick oder unförmig findet, ihn am liebsten ignoriert oder ständig bekämpft, dem fällt es häufig auch schwer, in sich zu ruhen, zufrieden mit seinem Selbstbild zu sein oder seine wahren Bedürfnisse anzuerkennen und auszudrücken. Nicht umsonst wird der Bauch gerade dann schnell kugelrund, wenn man Unglücklichsein oder Gefühle innerer Leere mit Essen zu bekämpfen versucht – das Essen mag zwar kurzfristig helfen, aber auf lange Sicht führt es nur zu nutzlosen und sogar ungesunden Fettpolstern.

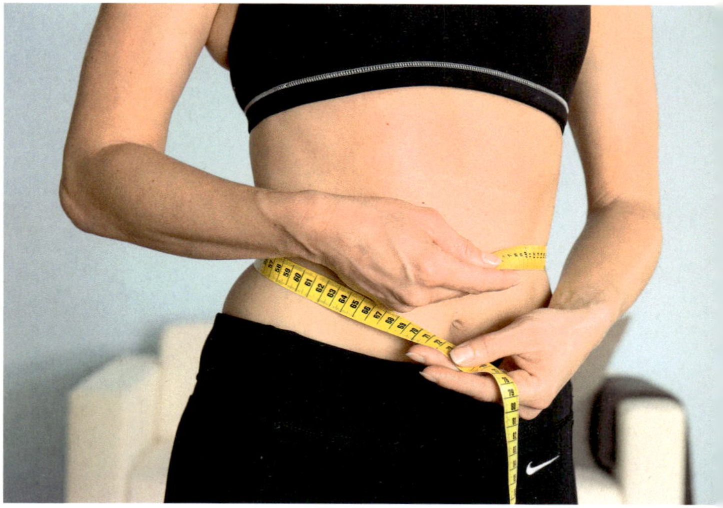

**Kontrollieren Sie nicht nur Ihr Gewicht, sondern auch den Bauchumfang – mehr als ein Maßband ist dafür nicht nötig.**

## Verbessern Sie Ihr Körpergefühl

Das alles muss nicht sein: Denn durch regelmäßiges Training wird Ihr Bauch nicht nur schlank und straff, sondern es fällt Ihnen dadurch auch viel leichter, Kontakt mit Ihrer inneren Mitte aufzunehmen. Körpertraining jeder Art verbessert das Körpergefühl – und ein gezieltes Training der Bauchmuskeln hilft Ihnen dabei, speziell Ihr Gefühl für Ihre Körpermitte zu verbessern. Daher beginnt der Praxisteil des Buches auch mit einer Übung, die vor allem Ihre Wahrnehmung Ihres Bauches verbessern wird. Lassen Sie sich ganz auf deren Wirkung ein, und lassen Sie sich überraschen, wie sich im Laufe der Zeit nicht nur Ihr Bauchgefühl, sondern auch Ihr Lebensgefühl verbessern werden.

# Was Sie über Ihren Bauch wissen sollten

Das Training mit den Bauch-weg-Quickies ist so einfach, dass Sie es auch ohne Vorkenntnisse durchführen können. Ein bisschen Grundwissen über den Aufbau Ihrer Bauchmuskeln und das Zusammenspiel zwischen den verschiedenen Muskelgruppen wird Ihnen allerdings dabei helfen, die Übungen besser durchzuführen und auch im Alltag ein besseres Gefühl für Ihren Bauch zu bekommen.

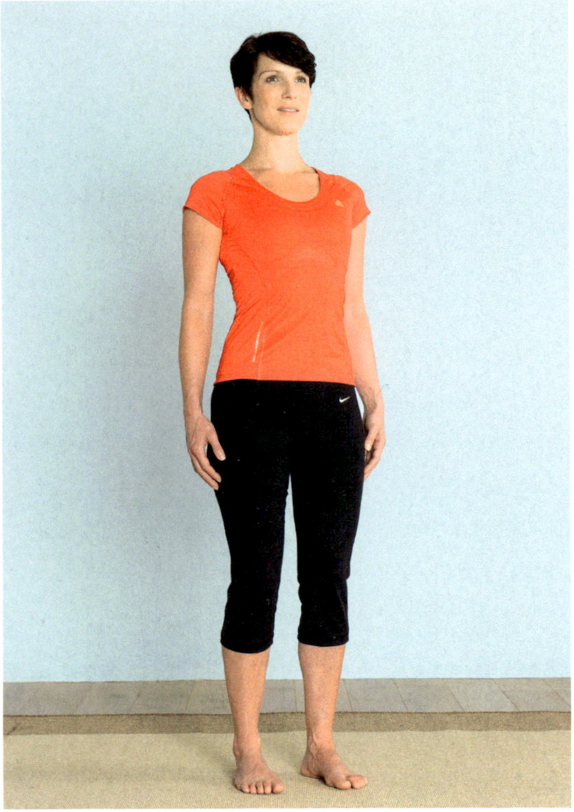

Kraft aus der Körpermitte: Die Bauchmuskeln sind für eine gute Haltung ebenso wichtig wie ein starker Rücken.

## Mehr als nur eine Problemzone

Falls Sie Ihren Bauch bisher vor allem als Problemzone wahrgenommen haben, ist es höchste Zeit, umzudenken. Ihr Bauch ist in vielerlei Hinsicht die Kraftzentrale Ihres Körpers – wenn Sie ihm die Möglichkeit dazu geben. Oft wird der Bauch getrennt vom übrigen Körper betrachtet: Als der Bereich zwischen Becken und Brustkorb, der als Erstes auf Ihre Ernährungssünden hinweist. Ihr Bauch kann jedoch viel mehr!
Der Bauch ist ein echtes Muskelpaket: Verschiedene Muskelschichten liegen hier übereinander, um den Körper zu stützen, die inneren Organe zu schützen und Bewegungen in verschiedene Richtungen zu ermöglichen. Und in der Schwangerschaft ermöglichen sie es sogar, ein mehrere Kilogramm schweres Baby auszutragen.
Die Bauchmuskeln erfüllen Tag für Tag eine wichtige Aufgabe: Gemeinsam mit den Rückenmuskeln und dem Beckenboden bilden sie ein stützendes Korsett, das Ihr Becken und Ihre Wirbelsäule aufrecht hält. All diese Muskeln stabilisieren Ihren Rumpf, während

Sie gehen, sitzen, laufen oder springen. Sie entlasten die Bandscheiben und die Wirbelsäule, indem sie stets für eine optimale Haltung sorgen – solange sie gut in Form sind.

## Eine gute Haltung ist auch Bauchsache

Dadurch, dass wir soviel Zeit im Sitzen verbringen, sind Haltungsschäden heute weit verbreitet: Es gibt kaum jemanden, der im Laufe der Zeit nicht gelegentlich unter Rücken- oder Nackenschmerzen leidet. Vielen Menschen ist inzwischen bewusst, dass starke Muskeln sie vor einer schlechten Haltung und den daraus entstehenden Beschwerden schützen. Meist denken sie dabei aber vor allem an die Rückenmuskeln und vergessen, dass erst das Zusammenspiel der Muskeln an der Körpervorder- und -rückseite für eine wirklich gute Haltung sorgt.

Dazu gehören auch die Bauchmuskeln: Sie sorgen gemeinsam mit den Beckenbodenmuskeln dafür, dass unser Becken nicht zu weit nach vorne kippt. Wenn das passiert, entsteht das bekannte Hohlkreuz, das den unteren Bereich der Wirbelsäule stark belastet. Das Gewicht eines schlaffen, vorgewölbten Bauches zieht den Körper nach vorne, sodass die Rückenmuskeln stärker dagegenhalten müssen. Und all dies wirkt sich auch auf die oberen Körperbereiche aus, sodass das Zusammenspiel der Muskeln meist auch dort aus dem Gleichgewicht kommt.

## Schutz und Stütze

Die Bauchmuskeln arbeiten noch in einer weiteren Hinsicht eng mit den Muskeln des Beckenbodens zusammen: Der Beckenboden schließt den Rumpf nach unten hin ab, und vor allem seine innere Schicht dient dazu, das Becken und die Wirbelsäule aufzurichten und die inneren Organe an ihrem Platz zu halten. Dabei wird er von den Bauchmuskeln unterstützt, denn je weniger der Bauch nach vorne hängt, desto leichter können die Beckenbodenmuskeln ihre Aufgabe erfüllen. Gleichzeitig schützen die Muskeln der Bauchdecke die inneren Organe vor Stößen oder Schlägen von vorne – je kräftiger die Muskeln sind, desto mehr Belastung können sie aushalten.

Bauch- und Beckenbodenmuskeln arbeiten nicht nur zusammen, sondern sie lassen sich mit vielen Übungen auch gemeinsam trainieren – und wir Frauen sollten dies sogar ganz bewusst tun. Die Bauchmuskeln können nämlich auch gegen den Beckenboden arbeiten, indem sie Druck nach unten ausüben. Und da der weibliche Beckenboden naturbedingt nicht so belastbar ist wie der männliche, kann ein unbedachtes Training eine zu große Belastung für ihn sein. Ein geschwächter Beckenboden wiederum führt zu »typisch weiblichen« Problemen wie Organsenkungen oder Blasenschwäche. Der beste Schutz davor: Trainieren Sie Ihre Beckenbodenmuskeln beim Bauch weg-Training gleich mit!

# Die Bauchmuskeln im Überblick

Die Bauchmuskulatur besteht aus mehreren übereinanderliegenden Schichten. Durch Situps wird vor allem der gerade Bauchmuskel trainiert, der dann das berühmte Sixpack formt. Wer sich einen flachen Bauch und eine schlanke Taille wünscht, sollte jedoch auch die übrigen Muskelschichten gezielt trainieren. Denn erst alle Muskelschichten ausgewogen zusammen sorgen rundum für gutes Aussehen, Gesundheit und Wohlbefinden.

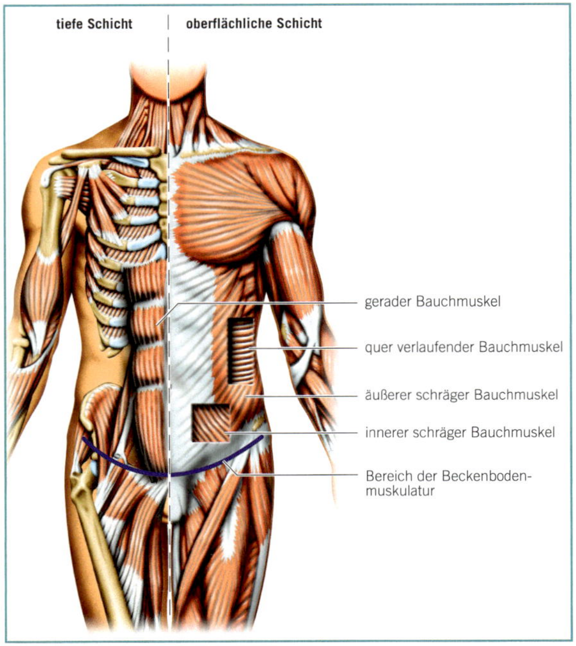


**Für einen schlanken, straffen Bauch ist es wichtig, alle Muskelschichten zu trainieren.**

## Der gerade Bauchmuskel

Der gerade Bauchmuskel ist die am deutlichsten erkennbare Schicht der Bauchmuskulatur. Er verläuft in zwei Strängen vom Brustbein und den Rippenknorpeln links und rechts entlang der Körpermitte nach unten bis zum Schambein. Durch Querleisten ist er in mehrere Muskelbäuche unterteilt, die ihm sein waschbrettartiges Aussehen verleihen. Zwischen den beiden Muskelsträngen verläuft die Linea alba (Weiße Linie), eine Sehnenplatte, an der die übrigen Bauchmuskeln ansetzen. Der gerade Bauchmuskel tritt immer dann in Aktion, wenn in Rückenlage der Oberkörper oder das Becken angehoben werden.

## Die schrägen Bauchmuskeln

Diese Muskelschicht besteht selbst wiederum aus zwei übereinanderliegenden Schichten, den äußeren und den inneren schrägen Bauchmuskeln. Die äußeren schrägen Bauchmuskeln spannen sich auf beiden Körperseiten jeweils von den Außenseiten der unteren Rippen zum Becken und zur Linea alba. Die inneren schrägen Bauchmuskeln verlaufen schräg dazu vom Darmbeinkamm zur Linea alba und zur Innenseite der unteren Rippen. Dadurch können die schrägen Bauchmuskeln den Rumpf zur Seite neigen oder seitlich drehen. Gleichzeitig bringen diese Muskeln Ihre Taille in Form.

### Der quere Bauchmuskel

Der quere Bauchmuskel bildet die tiefste Schicht der Bauchmuskeln. Er umgibt die Taille wie ein breiter Gürtel, da er von der Körperrückseite nach vorne zur Linea alba verläuft. Dieser Muskel zieht die Bauchdecke nach innen und sorgt so für einen flachen Bauch. Er zieht sich beim Husten zusammen, und er ist für die Bauchpresse zuständig, die bei der Geburt und beim Stuhlgang hilft. Außerdem stabilisiert er den Rumpf und unterstützt Drehbewegungen zu den Seiten. Den queren Bauchmuskel sprechen Sie beim Training am besten an, indem Sie bei allen Übungen den Bauchnabel sanft nach innen in Richtung Wirbelsäule ziehen.

Wenn Sie den queren Bauchmuskel trainieren, dürfen Sie den Beckenboden nicht vergessen: Denn wenn der quere Bauchmuskel den Bauch zusammenzieht, wird der Beckenboden einem erhöhten Druck ausgesetzt. Daher ist es wichtig, auch die Beckenbodenmuskulatur ins Training mit einzubeziehen.

## Eine wichtige Ergänzung: der Beckenboden

Der Beckenboden schließt das Becken nach unten hin ab. Er besteht ebenfalls aus verschiedenen Muskelschichten, die abwechselnd längs und quer zwischen den Beckenknochen verlaufen. Diese Muskeln sind oft starken Belastungen ausgesetzt und bei vielen Frauen geschwächt, besonders nach der Geburt eines Kindes.

Um den Beckenboden nicht zusätzlich zu strapazieren, ist es für Frauen ganz besonders wichtig, Ihre Bauchmuskeln mit Bedacht zu trainieren. Das Wichtigste dabei ist, unnötigen Druck im Bauchraum zu vermeiden und die Beckenbodenmuskeln bei den Übungen ebenfalls zu aktivieren. Dadurch werden diese wichtigen Muskeln gleich mittrainiert. Und da ein starker Beckenboden die Haltung verbessert und die tieferen Schichten des Unterbauchs strafft, können Sie sich noch schneller über einen flachen Bauch freuen!

### Aktivieren Sie Ihren Beckenboden

Die äußerste Schicht der Beckenbodenmuskeln kennen Sie bereits aus Situationen, in denen Sie sich mit dem nächsten Toilettengang noch gedulden mussten: Es sind die Muskeln, die Harnröhre und Rektum sicher verschließen. Die inneren Schichten können Sie erahnen, wenn Sie Ihre Sitzhöcker zusammenziehen und Ihr Steißbein zum Schambein streben lassen. Um Ihren Beckenboden zu aktivieren, ziehen Sie diese Muskeln sanft nach innen und oben. Bauen Sie bei allen Bauch-weg-Quickies eine leichte Grundspannung im Beckenboden auf, und verstärken Sie diese, sobald Sie die Bauchmuskeln kräftig anspannen müssen.

# Bauch-weg-Quickies: Einfach und gezielt trainieren

Ein flacher Bauch und eine schmale Taille lassen sich nicht herbeizaubern – aber mit einem gezielten Training der Bauchmuskeln rücken sie schnell in greifbare Nähe. Ganz gleich, ob Sie unter überflüssigen Pfunden leiden oder die Konturen einfach nur nicht straff genug sind: Durch regelmäßige kurze Trainingseinheiten können Sie sich bald über eine wohlgeformte Körpermitte freuen.

## Kleine Übungen, große Wirkung

Bauch-weg-Quickies sind wirkungsvolle Übungen, die sich besonders gut für ein solches Training eignen. Sie nehmen nur wenige Minuten in Anspruch und lassen sich leicht im Alltag unterbringen. So bieten sie Ihnen die Möglichkeit, ganz ohne Fitness-Studio, teure Ausrüstung oder Personal Trainer schnell sichtbare Erfolge zu erzielen.

Wichtig ist vor allem, dass Sie dabeibleiben. Denn ebenso, wie ein Bauch nicht von heute auf morgen dick wird, lässt er sich auch nicht über Nacht wieder in Form bringen. Durchhalten ist jedoch mit den Bauch-weg-Quickies ganz einfach: Die Übungen sind so kurz und einfach durchzuführen, dass sie auch im hektischsten Alltag Platz finden – einfach so zwischendurch, oder in fest geplanten Pausen.

### Training mit System

Damit dies gelingt, nutzen die Bauch-weg-Quickies bewährte Techniken wie dynamisches und statisches Training. Und sie basieren auf den bewährten Quickies-Prinzipien, durch die die einzelnen Übungen nur rund eine Minute dauern, aber dafür umso intensiver sind. Dabei werden die meisten Übungen in zwei Phasen durchgeführt:

> **1. Dynamische Phase:** In der Ausgangsstellung führen Sie vier langsame Wiederholungen durch. Dabei nehmen Sie sich für das Anspannen der Muskeln und für das Zurückkehren in die Ausgangsstellung jeweils rund vier Sekunden Zeit. Eine ganze Wiederholung dauert damit etwa acht Sekunden.

> **2. Statische Phase:** Zum Abschluss der Übung gehen Sie nochmals in die Endstellung und spannen die Muskeln kräftig an. Diese Spannung halten Sie rund acht Sekunden lang ohne jede Bewegung, während Sie ruhig weiteratmen.

Die vier Wiederholungen der dynamischen Phase und die statische Phase dauern zusammen etwa 40 Sekunden – kurz genug, um sich danach noch etwas Zeit zum Entspannen zu nehmen! Am wichtigsten ist, dass Sie die Übungen langsam und bewusst durchführen.

## Geheimtipp Zeitlupentempo

Das Geheimnis der Bauch-weg-Quickies ist, dass sie im Zeitlupentempo durchgeführt werden. Langsame Bewegungen erfordern wesentlich mehr Muskelarbeit und Koordination als ein schnelles, ruckartiges Training – das macht die Übungen viel intensiver. Gleichzeitig erlaubt Ihnen das Zeitlupentempo, die Bewegungen bewusster durchzuführen und die Bewegungsabläufe korrekt einzuhalten. Dadurch ist das Training wesentlich schonender, und die Muskeln werden in jeder Bewegungsphase optimal belastet.

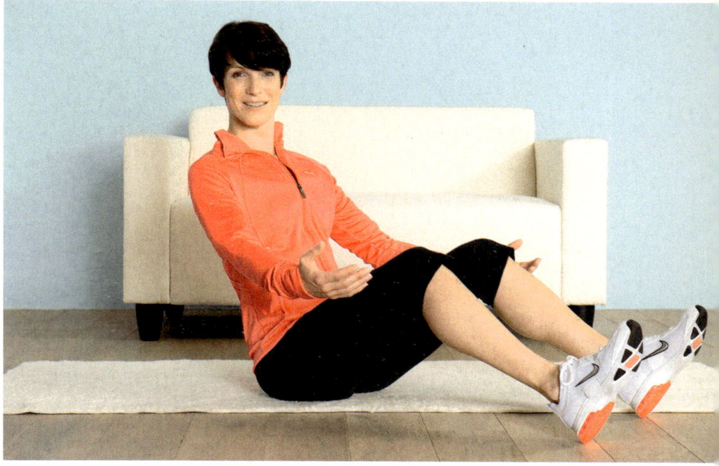

**Mit den Bauch-weg-Quickies können Sie praktisch jederzeit eine kurze Trainingseinheit einlegen.**

## Der Isometrik-Trick

Bei isometrischem Training wird die Muskelspannung für einige Sekunden ohne jede Bewegung gehalten, sodass die Muskeln statische Arbeit leisten müssen. Vor allem bei Fitness-Anfängern führt dies meist zu schnellen Erfolgen. Dieses Prinzip wird in der statischen Phase der Bauch-weg-Quickies genutzt, um das Training noch wirksamer zu machen. Zusätzlich finden Sie im Praxisteil einige Übungen, bei denen rein isometrisch Muskelspannung aufgebaut wird. Sie sind besonders schonend und dabei ebenso effektiv wie die übrigen Bauch-weg-Quickies.

# Wann Sie besser nicht trainieren

Wie bei jeder Form von körperlichem Training gibt es auch bei den Bauch-weg-Quickies einige Vorsichtsregeln und Gegenindikationen, die Sie unbedingt beachten sollten:

> Falls Sie Beschwerden im Bereich des Bauches, des Beckens oder der Lendenwirbelsäule haben, befragen Sie bitte Ihren Arzt, bevor Sie mit dem Training beginnen.

> Während und auch noch einige Zeit nach der Schwangerschaft gelten für das Bauchtraining besondere Regeln. Üben Sie während dieser Zeit bitte nur in Absprache mit Ihrem Arzt oder Ihrer Hebamme. Insbesondere sind Bauch-Übungen kein Ersatz für die Rückbildungsgymnastik, die nach der Geburt stets an erster Stelle stehen sollte.

> Bei Herz-Kreislauf-Erkrankungen, Erkältungskrankheiten und akuten Infektionen gilt grundsätzlich, dass Sie auf körperliches Training besser verzichten.

# Gut zu wissen: Das hält den Bauch in Form

Bauch-weg-Quickies sind eine wirkungsvolle Hilfe auf dem Weg zu einem schlanken und straffen Bauch. Sie sind jedoch auch kein Wundermittel, denn selbst mit den besten Übungen lässt sich ein Lebensstil, der den Bauch unweigerlich wachsen lässt, auf Dauer kaum ausgleichen. Daher ist es wichtig zu wissen, wie das unerwünschte Bauchfett entsteht. Denn so können Sie schon mit kleinen Veränderungen im Alltag neuen Fettpölsterchen vorbeugen und sich noch schneller über einen wohlgeformten, straffen Bauch freuen.

## So bleiben Sie auf Dauer schlank

Die wichtigsten Ursachen für ein rundes Wohlstandsbäuchlein sind Bewegungsmangel und eine falsche Ernährung. Das ist vermutlich nichts Neues für Sie: Wer sich einen schlanken Bauch wünscht, lernt meist schnell unzählige Sportprogramme und Diätvorschläge kennen.

Das ist zwar lästig, aber der Grundgedanke ist dennoch sinnvoll. Denn es gibt zwar noch weitere Faktoren, die den Bauchumfang beeinflussen, wie beispielsweise die ererbte Veranlagung, altersbedingte Veränderungen im Stoffwechsel oder sogar Stress. Unser Bewegungspensum und unsere Ernährung sind jedoch die Faktoren, die sich am einfachsten bewusst verändern lassen – wenn es auch manchmal etwas Überwindung kostet.

Der Trick dabei ist, nicht zuviel auf einmal zu wollen, sondern nach und nach kleine Veränderungen einzuführen und beizubehalten – ganz im Stil der Bauch-weg-Quickies. Eine Crash-Diät ist dafür ebenso wenig nötig wie eine Premium-Mitgliedschaft im Fitnessstudio, die Sie dann nur einmal im Monat nutzen.

## Sorgen Sie für Bewegung

Unser Körper ist aus biologischer Sicht dafür geschaffen, bewegt zu werden – und zwar regelmäßiger und abwechslungsreicher, als es das moderne Leben erfordert. Wir verbringen einfach zu viel Zeit im Sitzen. Dadurch verbrauchen wir weit weniger Energie, als wir beim Essen zu uns nehmen – und der Überschuss wird in lästigen Fettpölsterchen gespeichert. Diese wachsen umso schneller, je weniger wir uns bewegen.

Mehr Bewegung bekommen Sie allein schon dadurch, dass Sie regelmäßig mit den Bauch-weg-Quickies trainieren. Sie können sie sich außerdem auf einfache Weise im Alltag verschaffen: Nutzen Sie jede Gelegenheit, um einige Schritte zu gehen, nehmen Sie die Treppe statt den Lift, fahren Sie Fahrrad statt Auto, holen Sie Ihren Kaffee in der Pause selbst –

sicher fallen Ihnen noch viele weitere Gelegenheiten ein, wie Sie Ihr Leben vielleicht etwas weniger bequem, aber dafür viel bauchfreundlicher gestalten können – und jede kleine Bewegungseinheit zählt. Wenn Sie zusätzlich sportlich aktiv werden möchten, empfehle ich Ihnen die verschiedenen Ausdauersportarten. Achten Sie vor allem darauf, etwas zu tun, das Ihnen Spaß macht: Falls Nordic Walking oder Joggen einfach nicht Ihr Fall ist, werden Sie die Laufschuhe nämlich bald wieder an den Nagel hängen. Mögliche Alternativen sind beispielsweise Radfahren, Schwimmen, Inline-Skaten oder Langlaufen. Auch Bauchtanz und andere Arten des Tanzes sind ein prima Training. Und ganz wichtig: Beachten Sie immer Ihre Leistungsgrenzen! Wer sich überfordert, verliert nämlich sehr schnell jede Lust am Training.

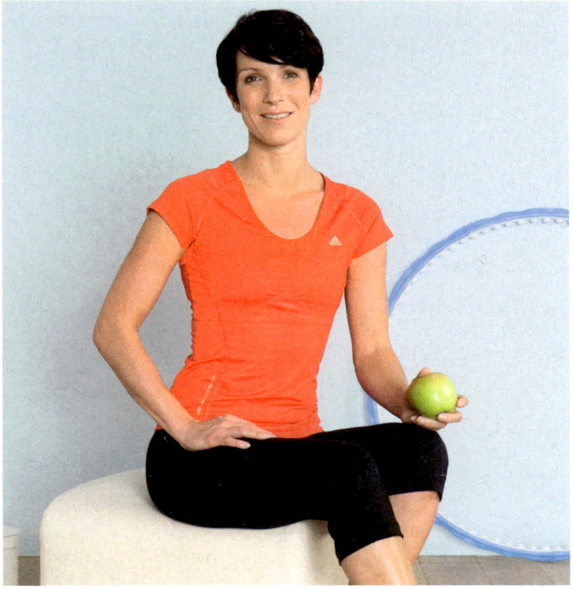

Mit genügend Bewegung und einer ausgewogenen Ernährung bringen Sie Ihren Bauch noch schneller in Form.

## Auch die Ernährung zählt

Um Ihren Bauchumfang in den Griff zu bekommen, müssen Sie keine Kalorientabellen studieren: Dass Sahnesoße schneller dick macht als Salat, wissen Sie auch ohne Zahlen. Natürlich gibt es Nahrungsmittel, die wegen ihres hohen Kaloriengehalts besser nur selten auf dem Speiseplan stehen sollten. Dazu gehören vor allem Fast Food, Softdrinks, Fettes und Süßes. Auch Light-Produkte sind mit Vorsicht zu genießen: Was sie an Fett einsparen, steckt oft zusätzlich an Zucker drin. Und der beruhigende Aufdruck »Light« oder »fettarm« verführt dazu, mehr davon zu essen als nötig – so sind es doch gleich wieder mehr Kalorien als gedacht. Fast wichtiger als die Auswahl der Nahrungsmittel ist jedoch oft, wie viel Sie davon zu sich nehmen. Nicht selten ist es eigentlich nur der regelmäßige Nachschlag, der auf lange Sicht den Bauch wachsen lässt, oder die allzu reichlich gefüllten Teller. Spüren Sie in Ihren Bauch hinein, um besser wahrzunehmen, wann der Magen ausreichend gefüllt ist, und hören Sie dann mit dem Essen auf – auch wenn es noch so lecker schmeckt. Die Bauchweg-Quickies werden Ihnen dabei helfen, ein besseres Bauchgefühl zu entwickeln, sodass Ihnen dies auf Dauer immer leichter fallen wird.

# Die wichtigsten Tipps rund ums Training

Die folgenden Informationen sind alles, was Sie noch wissen müssen, bevor Sie mit den Bauch-weg-Quickies beginnen können. Alles Weitere finden Sie in den Übungsbeschreibungen – bitte lesen Sie sie stets aufmerksam durch und beachten Sie alle Hinweise, um die Übungen korrekt durchzuführen.

## Wann und wo trainieren

Am einfachsten lässt sich das Training mit den Bauch-weg-Quickies in Ihren eigenen vier Wänden durchführen. Dort sind Sie ungestört, und Sie finden sicher einen Platz, der Ihnen genügend Bewegungsspielraum lässt. Auch wenn es verlockend ist: Bett oder Sofa sind in der Regel nicht der günstigste Ort zum Üben. Sie sind normalerweise so weich, dass Ihr Körper einsinkt und Sie viele Bewegungsabläufe nicht mehr richtig durchführen können. Falls Ihr Bett nicht gerade aus einem harten Futon besteht, führen Sie Ihr Training am besten auf dem Fußboden aus.

Ideal ist es, wenn Sie während der Übungen nicht abgelenkt werden und sich ganz auf die Bewegungen konzentrieren können. Lüften Sie den Raum außerdem vor dem Üben kurz, um für genügend frischen Sauerstoff zu sorgen.

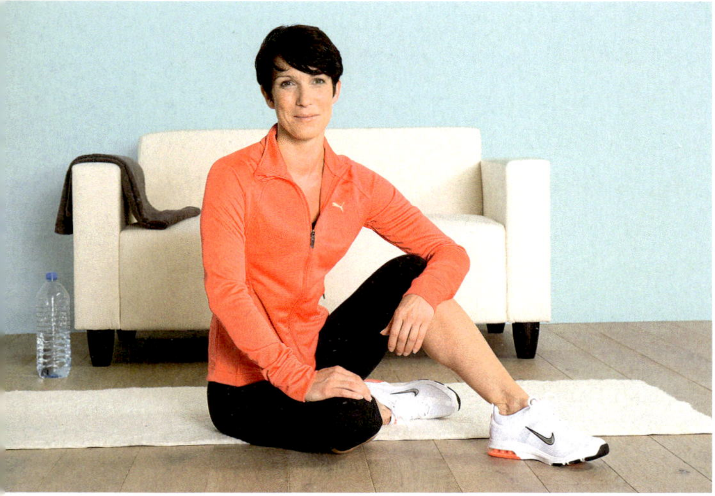

### Der richtige Zeitpunkt

Da das Training so wenig Zeit erfordert, können Sie es eigentlich fast jederzeit in Ihrem Tagesablauf unterbringen. Den meisten Menschen fällt es besonders leicht, morgens oder am Vormittag körperlich aktiv zu werden. Ebenso gut können Sie in der Mittagspause oder abends nach Feierabend eine kleine Trainingseinheit absolvieren. Grundsätzlich empfiehlt es sich jedoch, die folgenden Tipps zu beachten:

**Einfacher geht es kaum: Alles, was Sie zum Üben brauchen, sind ein wenig Platz und bequeme Kleidung.**

> Trainieren Sie nicht direkt nach größeren Mahlzeiten. Lassen Sie Ihrem Körper mindestens eineinhalb Stunden Zeit zum Verdauen, bevor Sie aktiv werden.
> Führen Sie die Bauch-weg-Quickies nicht kurz vor dem Schlafengehen durch. Auch wenn Sie nur kurz trainieren, kommt Ihr Kreislauf ganz schön in Schwung, und Sie können danach wahrscheinlich eine Weile nicht einschlafen.
> Planen Sie regelmäßige Termine für kleine Workouts ein. Das hilft Ihnen dabei, durchzuhalten und bald erste Erfolge zu erzielen. Natürlich können Sie zwischendurch jederzeit eine kleine Übung zusätzlich einlegen – so erreichen Sie Ihr Ziel noch schneller.
> Und das Wichtigste: Entscheidend ist nicht so sehr, wann Sie trainieren, sondern dass Sie es regelmäßig tun! Kurze, aber regelmäßige Trainingseinheiten sind viel wirkungsvoller als nur gelegentliche lange.

Ideal ist, wenn Sie zwei bis drei Mal pro Woche ein kleines Training durchführen. So haben Ihre Muskeln genügend Zeit, um sich zwischendurch zu erholen, und die Wirkung der Übungen wird bald sichtbar. Vor allem zu Beginn des Trainings neigen viele Menschen dazu, zu schnell zu viel erreichen zu wollen – und der folgende Muskelkater verdirbt ihnen dann den Spaß am Weitermachen. Trainieren Sie also lieber von Anfang an weder zu oft noch zu selten, sondern in regelmäßigen Abständen.

## Die richtige Ausrüstung

Abgesehen von einer geeigneten Unterlage brauchen Sie für die Bauch-weg-Quickies in den meisten Fällen weder Ausrüstung noch spezielle Kleidung. Bei den wenigen Ausnahmen dienen meist Gegenstände als Hilfsmittel, die in jedem Haushalt zu finden sind. Genaueres finden Sie bei den Beschreibungen der einzelnen Übungen.
Das Training ist wesentlich angenehmer, wenn Sie es in bequemer Kleidung durchführen. Sie sollte atmungsaktiv sein und vor allem den Bauch nicht einschnüren. Enge Hosen oder Blusen können es schwierig machen, die Übungen richtig durchzuführen. Falls Sie im Büro oder unterwegs üben möchten, öffnen Sie nach Möglichkeit den Gürtel und alle einengenden Kleidungsstücke, und ziehen Sie am besten auch die Schuhe aus.
Die meisten der Bauch-weg-Quickies werden im Liegen durchgeführt. Um Ihren Rücken und Ihre Gelenke zu schonen, verwenden Sie als Unterlage am besten eine Übungs-, Yoga- oder Isomatte, vor allem auf harten oder kalten Böden. Zur Not tut es auch ein dicker Teppich, eine zusammengefaltete Decke oder ein großes Handtuch. Schmerzen durch einen zu harten Untergrund können den Spaß am Training schnell verderben. Daher lohnt es sich, eine geeignete Übungsmatte zu besorgen, die jeden Bodenkontakt gut dämpft und Ihren Rücken schützt.

## Achten Sie auf die Signale Ihres Körpers

Sie haben ein Ziel: Sie möchten sich in kurzer Zeit und mit wenig Aufwand einen schlanken Bauch antrainieren. Und Sie haben mit den Bauch-weg-Quickies eine hervorragende Methode dafür gefunden. Nun geht es darum, auch mit der richtigen Einstellung an das Training heranzugehen, denn wer die Übungen einfach nur »abarbeitet« oder sich zu verbissen ins Training stürzt, wird die Motivation dazu bald verlieren.

Bauch-weg-Quickies sind besonders kurz und einfach – und genau deshalb möchte ich Sie bitten, sich stets genügend Zeit zu nehmen, um auf die Signale Ihres Körpers zu achten und in dem Tempo zu trainieren, das am besten für Sie ist. Die Übungen bieten Ihnen eine hervorragende Gelegenheit, Ihren Körper kennen zu lernen und Ihre Körperwahrnehmung zu verbessern. Beides ist besonders wichtig, falls Sie Ihren Bauch bisher vor allem als Problemzone wahrgenommen haben.

### Entdecken Sie Ihr Bauchgefühl

Eine gute Beziehung zum eigenen Körper schützt uns normalerweise vor belastendem Verhalten. Dasselbe gilt für eine gute Beziehung zu Ihrem Bauch. Sie wissen bereits, dass er eine zentrale Rolle für Ihr Wohlbefinden und Ihre Gesundheit spielt, und ein bewusstes Training wird Ihnen dabei helfen, dies auch ganz konkret zu erspüren. So wird es Ihnen auch im Alltag immer leichterfallen, die Signale Ihres Körpers und besonders Ihres Bauches wahrzunehmen. Es wird Ihnen schneller auffallen, wenn Sie ihn durch eine schlechte Haltung belasten, oder durch zu viel oder das falsche Essen.

Versuchen Sie während der Übungen stets, sich in Ihren Bauch und seine Muskeln einzufühlen. So bekommen Sie auch schnell ein Gefühl für die Belastungsgrenzen Ihres Körpers, die Sie stets respektieren sollten. Ein gesundes Brennen in den trainierten Muskeln ist durchaus normal, aber Schmerzen sind ein Warnsignal. Auch falls sich während einer Übung Unwohlsein, Schwindel oder Atemnot einstellen, brechen Sie sie bitte sofort ab.

### Wählen Sie die passende Intensität

Die Bauch-weg-Quickies haben verschiedene Schwierigkeitsgrade. Je nach Trainingsstand können Sie sich so die passenden Übungen heraussuchen, die Sie fordern, aber nicht überfordern. Der Schwierigkeitsgrad ist bei jeder Übung angegeben:

- ▶ leichte und sehr leichte Intensität
- ▶▶ mittlere Intensität
- ▶▶▶ hohe bis sehr hohe Intensität

Sie können die Übungen darüber hinaus an Ihre Bedürfnisse anpassen, indem Sie die Anzahl der

Wiederholungen verändern (sinnvoll sind zwei bis sechs Wiederholungen) oder die statische Phase am Ende der Übung verkürzen.
Wichtiger als die Intensität der gewählten Übung ist in jedem Fall, dass Sie den Bewegungsablauf korrekt durchführen. Verzichten Sie deshalb bitte darauf, möglichst bald möglichst schwierige Übungen auszuwählen – Bauch-weg-Quickies wirken am besten, wenn Sie sich zwar an die Grenze Ihrer Leistungsfähigkeit herantasten, diese aber nicht überschreiten.

## Im Einklang mit dem Atem trainieren

Bei den Bauch-weg-Quickies trainieren Sie stets im Einklang mit Ihrem Atem: Während Sie ausatmen, spannen Sie Ihre Muskeln an, und beim Einatmen lockern Sie die Spannung wieder. Im Rhythmus mit dem Atem fallen die Übungen um einiges leichter, und Ihre Muskeln werden so besser mit dem nötigen Sauerstoff versorgt.
Achten Sie bitte darauf, Ihren Atem immer ganz natürlich fließen zu lassen. Verzichten Sie insbesondere darauf, die Luft anzuhalten, denn das treibt nicht nur den Blutdruck in die Höhe, sondern es erhöht auch den Druck im Bauchraum, was wiederum schlecht für den Beckenboden ist. Vor allem in der statischen Phase der Übungen ist es manchmal nicht leicht, ruhig weiterzuatmen, aber gerade hier ist es besonders wichtig.

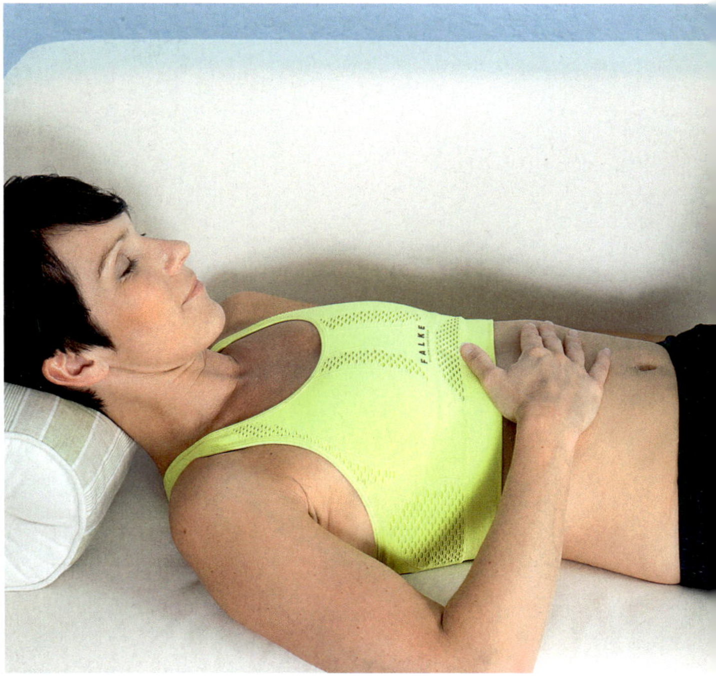

**Nehmen Sie sich Zeit, sich in Ihren Bauch einzufühlen – so kann das Training noch besser wirken.**

Atmen Sie möglichst durch die Nase. Nur bei besonders anstrengenden Übungen können Sie notfalls auch durch die Nase ein- und durch den Mund ausatmen. Allerdings ist auch Ihr Atem ein Anzeiger dafür, ob eine Übung doch noch zu anstrengend für Ihre Bauchmuskeln ist. Weichen Sie also im Zweifelsfall lieber auf eine einfachere Übung aus, wenn Ihr Atem allzu sehr ins Stocken gerät.

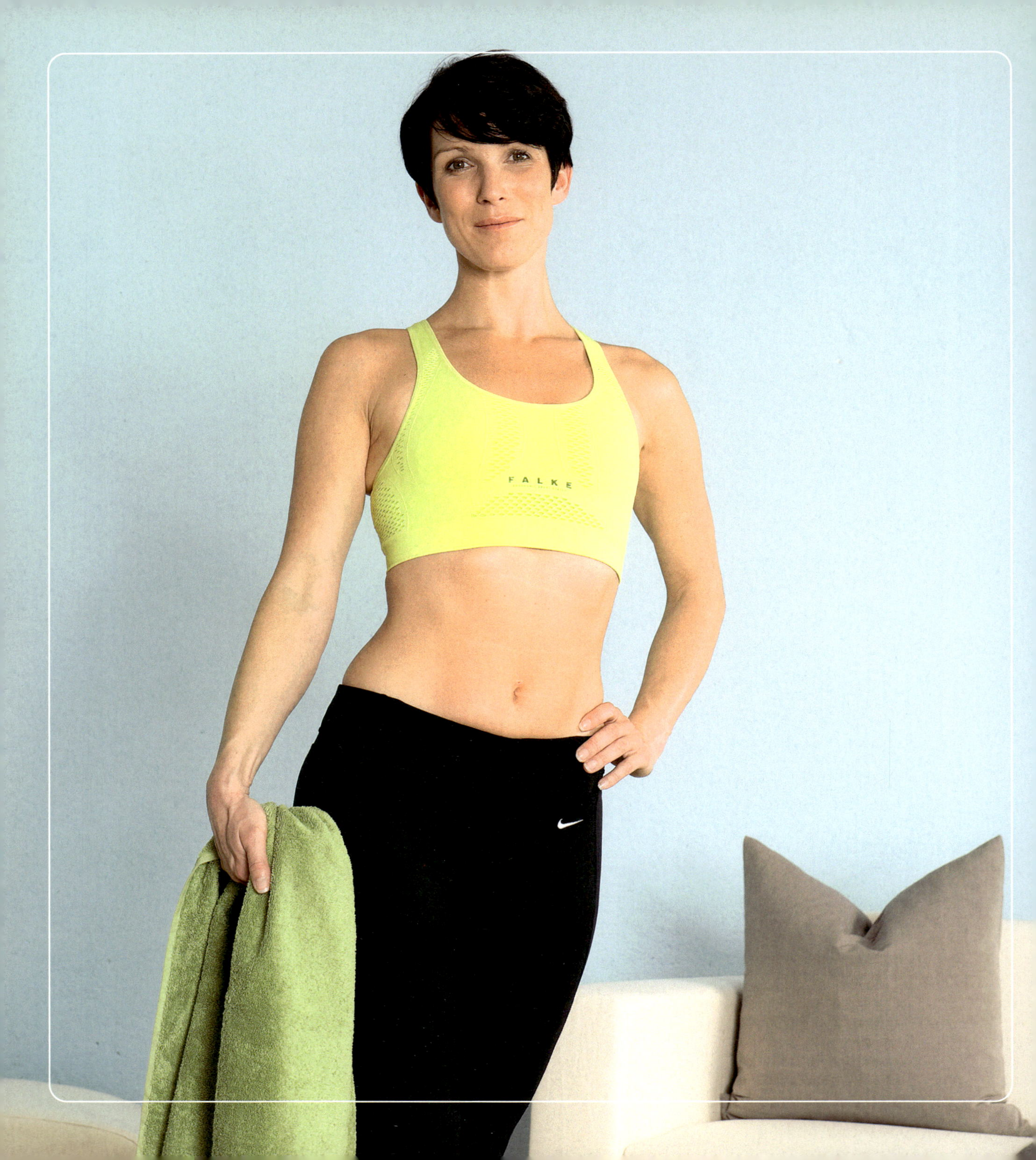
FALKE

Los geht's!

# Die besten Bauch-weg-Quickies

## Den Bauch spüren

### Was zeichnet diese Übung aus?

Diese Übung ist eine Vorbereitung für alle folgenden Übungen. Sie hilft Ihnen dabei, sich in Ihren Bauch einzufühlen und seine tieferen Muskelschichten sowie Ihren Beckenboden zu aktivieren. Vor allem für Anfänger ist die Übung ideal als Einleitung für jede Trainingseinheit.

### Ausgangsstellung

> Die Übung wird im Liegen durchgeführt. Verwenden Sie eine Unterlage, um Ihren Rücken zu schonen.

> Legen Sie sich auf den Rücken. Ihr Kopf liegt in der natürlichen Verlängerung der Wirbelsäule, Ihr Blick ist gerade nach oben gerichtet. Legen Sie Ihre Arme ausgestreckt neben Ihren Körper. Die Handflächen zeigen nach oben.

> Winkeln Sie Ihre Beine an, und stellen Sie Ihre Füße etwa hüftbreit nebeneinander auf. Auch Ihre Knie sind hüftbreit geöffnet.

> Atmen Sie tief und gleichmäßig, und spüren Sie, wie sich Ihre Bauchdecke dabei sanft hebt und senkt.

### So wird's gemacht

> Während Sie ausatmen, spannen Sie Ihre Bauchmuskeln und Ihren Beckenboden an. Ziehen Sie den Bauchnabel sanft nach innen, und machen Sie Ihren Unterbauch ganz flach. Gleichzeitig spannen Sie Ihre Beckenbodenmuskeln leicht an und ziehen sie nach innen und oben. Stellen Sie sich dabei vor, wie Ihr Steißbein in Richtung Ihres Bauchnabels zieht, und rollen Sie Ihr Becken leicht nach oben, bis Ihr unterer Rücken ganz flach auf dem Boden aufliegt.

> Beim Einatmen lockern Sie die Muskelspannung und rollen das Becken zur Ausgangsstellung zurück.

> Nach der vierten Wiederholung spannen Sie nochmals die Bauch- und Beckenbodenmuskeln an und rollen Ihr Becken in die Endstellung. Halten Sie die Muskelspannung etwa acht Sekunden lang an, und atmen Sie dabei langsam und gleichmäßig weiter.

> Danach lösen Sie die Muskelspannung. Bleiben Sie noch etwas liegen, und spüren Sie der Wirkung nach.

### Bitte beachten Sie

>> Sie können Ihre Hände während der Übung auch flach auf Ihren Bauch legen, um die Muskelanspannung besser wahrzunehmen.

>> Lassen Sie während der Übung Ihre Pomuskeln ganz entspannt. So fällt es Ihnen leichter, die Muskeln des Beckenbodens anzuspannen.

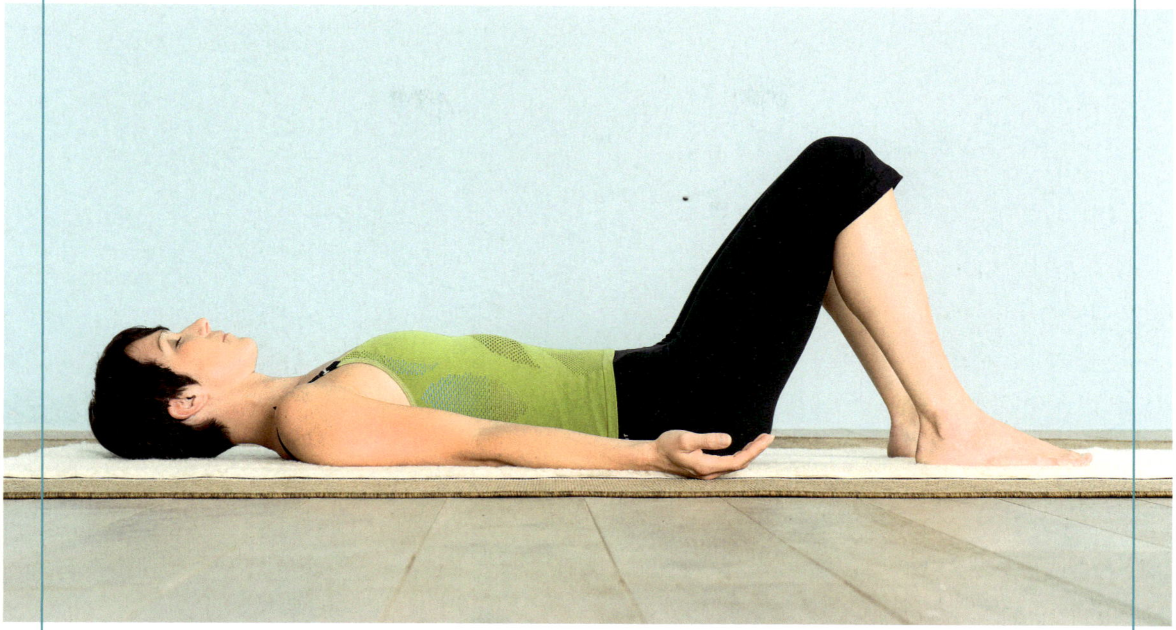

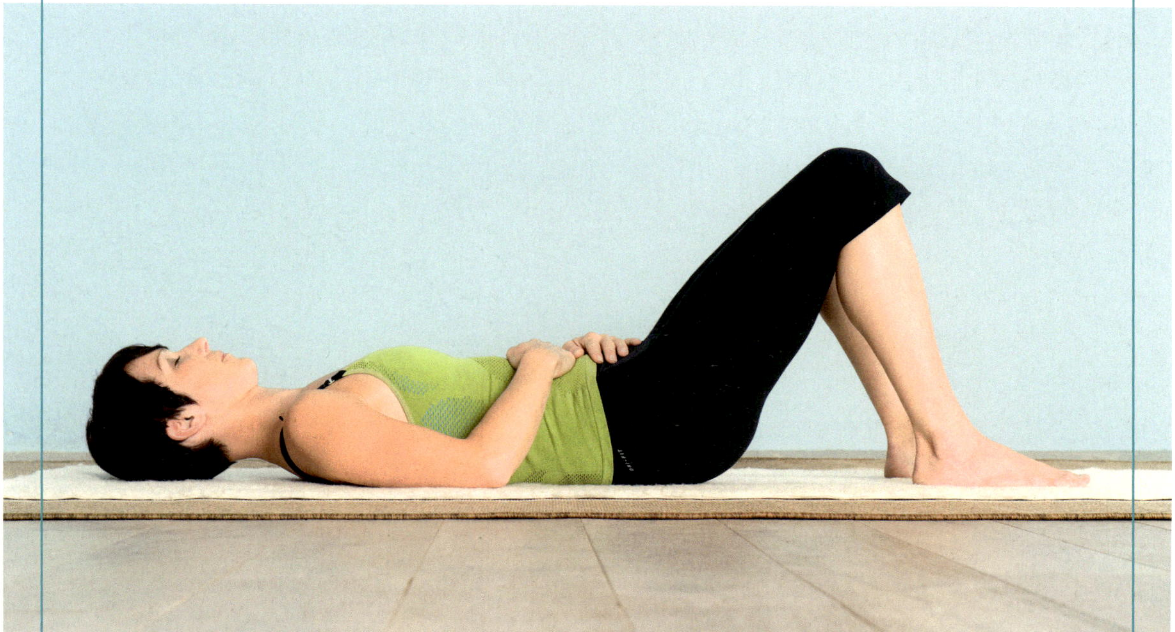

# Dehnen und entspannen

## Was zeichnet diese Übung aus?

Auch diese Übung dient dazu, Ihnen bei der Wahrnehmung Ihrer Bauchmuskeln zu helfen. Gleichzeitig massiert sie die inneren Organe und regt die Verdauung an. Die Übung ist ideal als Abschluss jeder Trainingseinheit, da sie die Bauchmuskeln dehnt und Ihnen beim Entspannen hilft.

### Dehnen …

> Die Übung wird in der Rückenlage durchgeführt. Bitte achten Sie auch bei dieser Übung darauf, dass die Unterlage gut gepolstert, aber nicht zu nachgiebig ist, damit Sie nicht zu sehr einsinken.

> Legen Sie sich auf den Rücken, und strecken Sie die Beine lang aus. Ihre Füße sind etwa hüftbreit geöffnet. Ihr Kopf liegt in der natürlichen Verlängerung der Wirbelsäule, und Ihr Blick ist zur Zimmerdecke gerichtet.

> Strecken Sie Ihre Arme weit bis hinter den Kopf aus, und atmen Sie tief durch. Dann strecken Sie gleichzeitig mit dem Ausatmen Ihre Arme und Beine so weit wie möglich auseinander, sodass Ihr ganzer Körper gedehnt wird.

> Beim Einatmen nehmen Sie die Dehnung etwas zurück, beim nächsten Ausatmen verstärken Sie sie wieder. Spüren Sie dabei nach, wie sich Ihre Bauchdecke dehnt. Wiederholen Sie das Dehnen mindestens vier Atemzüge lang.

### Bitte beachten Sie

>> Achten Sie beim Dehnen darauf, nicht unwillkürlich ins Hohlkreuz zu fallen. Strecken Sie Ihre Beine vom Körper weg, ohne dabei Ihr Becken zu kippen.

>> In der zweiten Übungsphase rollen Sie das Becken mit den Beinen leicht nach oben. Dabei drückt sich die Lendenwirbelsäule flach gegen die Unterlage.

### … und entspannen

> Danach nehmen Sie die Dehnung ganz zurück. Bringen Sie Ihre Arme wieder neben Ihren Körper, und winkeln Sie die Beine an. Ziehen Sie Ihre Knie so weit wie möglich zur Brust, und schließen Sie Ihre Arme um Ihre angewinkelten Beine.

> Ziehen Sie Ihre Beine im Rhythmus mit dem Atem an Ihren Körper: Beim Ausatmen ein wenig näher, und beim Einatmen lassen Sie wieder etwas locker. Atmen Sie dabei weiter bis tief in den Bauch hinein.

> Wiederholen Sie auch dies mindestens vier Atemzüge lang. Danach lösen Sie die Stellung auf.

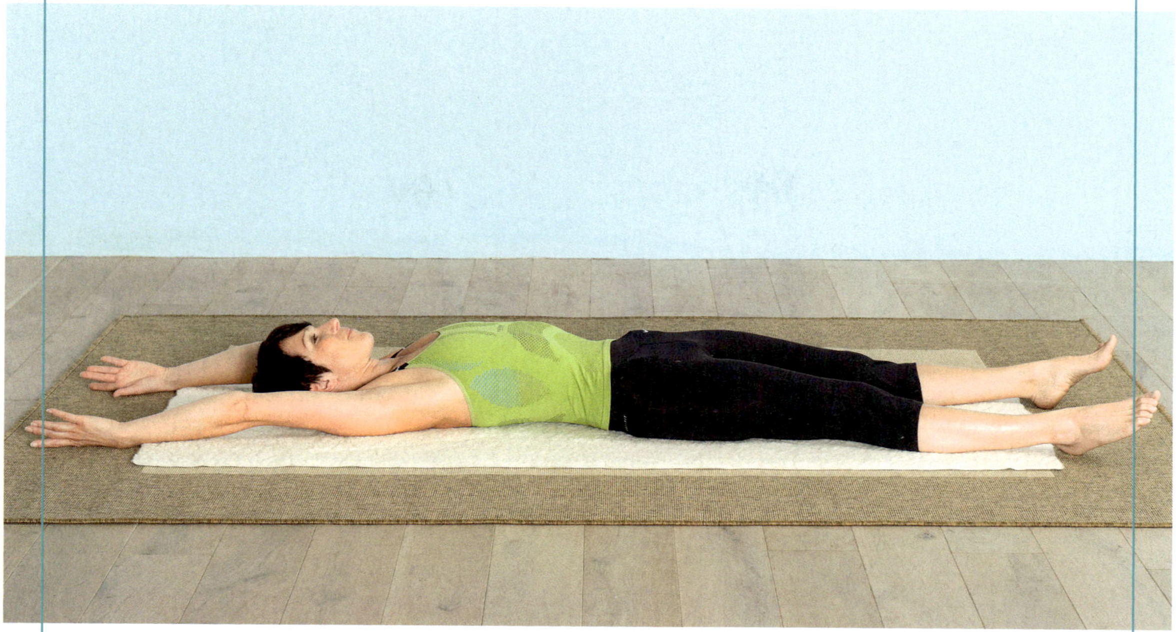

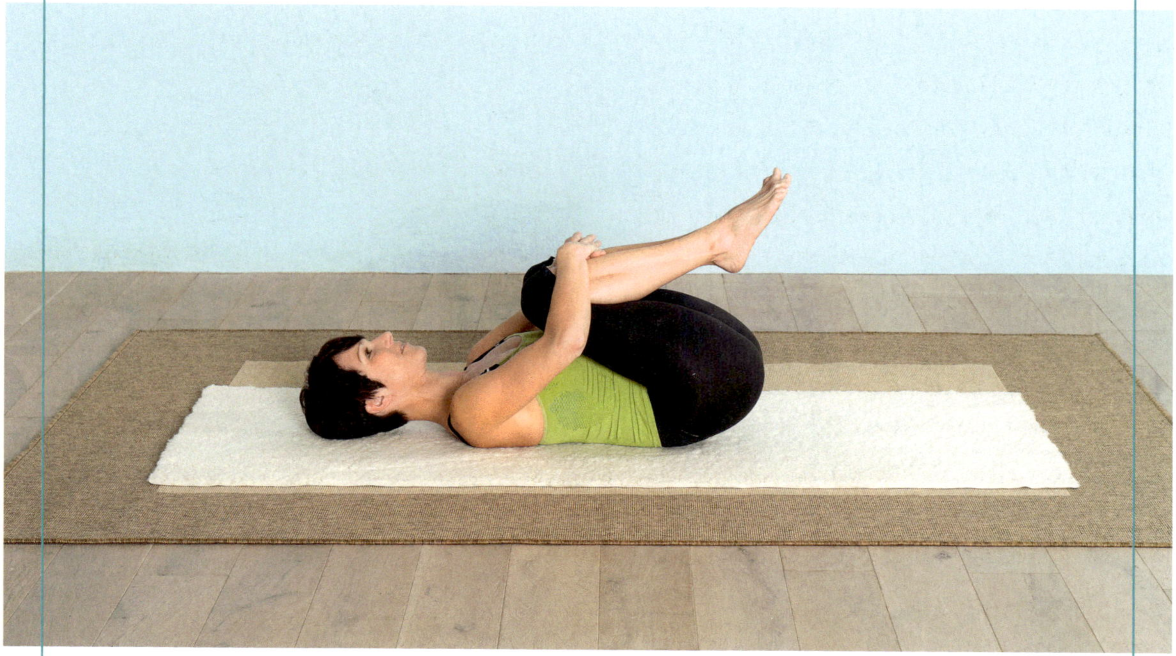

# Gerade Situps

## Was zeichnet diese Übung aus?

Diese Übung kräftigt vor allem die geraden Bauchmuskeln. Bei allen Situp-Übungen ist es besonders wichtig, die tiefe Bauchmuskulatur und den Beckenboden bewusst mit anzuspannen. Diese einfache Variante hilft Ihnen dabei, dies korrekt einzuüben.

## Ausgangsstellung

> Die Übung wird im Liegen durchgeführt. Trainieren Sie auf einer Unterlage, um Ihren Rücken zu schonen.

> Legen Sie sich auf den Rücken. Ihr Kopf liegt in Verlängerung der Wirbelsäule, Ihr Blick ist nach oben gerichtet.

> Winkeln Sie Ihre Beine an, und stellen Sie die Füße etwa hüftbreit auf. Ihre Knie sind hüftbreit geöffnet.

> Legen Sie Ihre Arme locker neben Ihrem Körper ab. Ihre Handflächen weisen zum Boden.

> Spannen Sie Ihre Bauchmuskeln leicht an, sodass Ihr unterer Rücken gegen die Unterlage gedrückt wird. Ziehen Sie Ihren Bauchnabel sanft nach innen, und spannen Sie auch Ihren Beckenboden leicht an.

## So wird's gemacht

> Atmen Sie aus, und heben Sie dabei Ihren Kopf und Ihre Schultern langsam vom Boden ab. Ziehen Sie Ihr Kinn dabei nicht zur Brust, sondern stellen Sie sich vor, dass Sie an Brustbein und Stirn senkrecht nach oben gezogen werden.

> Beim Einatmen senken Sie Ihren Oberkörper ebenso langsam wieder ab und lockern dabei die Muskelspannung.

> Am Ende der letzten Wiederholung spannen Sie nochmals kräftig die Bauchmuskeln an und gehen für acht Sekunden in die Endstellung. Atmen Sie dabei ruhig und gleichmäßig weiter.

> Danach legen Sie Ihren Oberkörper und Kopf langsam auf dem Boden ab. Strecken Sie sich bequem aus, entspannen Sie sich und spüren Sie der Wirkung der Übung nach.

## Bitte beachten Sie

>> Führen Sie die Bewegung nicht mit Schwung durch, sondern langsam und bewusst nur mit der Kraft Ihrer Muskeln.

>> Heben Sie Ihren Oberkörper nur so weit an, bis sich die Schulterblätter gerade eben von der Unterlage lösen.

>> Drücken Sie Ihren unteren Rücken während der gesamten Übung fest gegen den Boden, damit Sie nicht ins Hohlkreuz kommen.

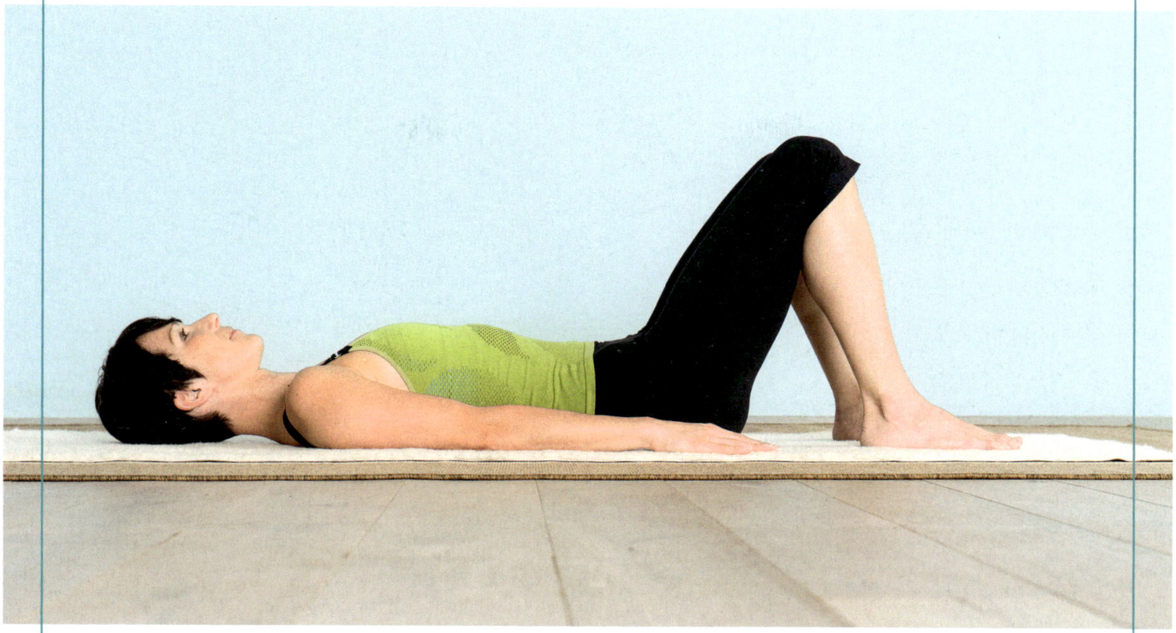

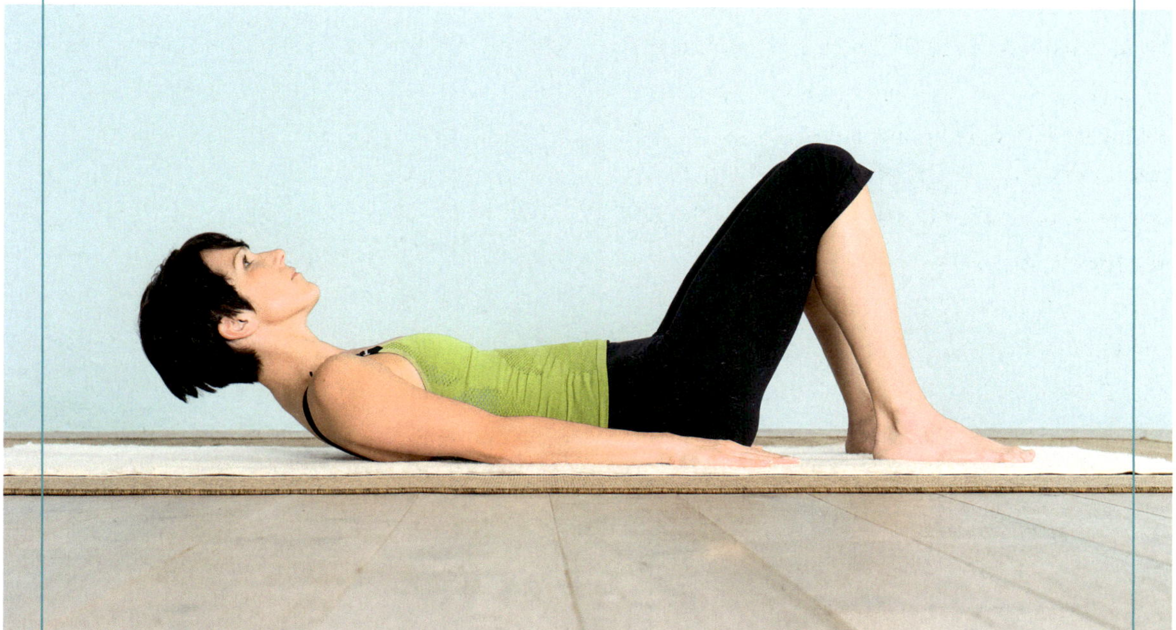

# Katzenbuckel

## Was zeichnet diese Übung aus?

Diese Übung kräftigt nicht nur Ihre Bauchmuskeln, sondern auch den Rücken und den Beckenboden – sie ist also ein richtiges Rundum-Talent. Gleichzeitig ist sie ganz sanft und einfach, und eine wohltuende Ergänzung zu anstrengenden Situp-Übungen.

## Ausgangsstellung

> Die Übung wird im Vierfüßlerstand durchgeführt. Üben Sie am besten auf einer gepolsterten, aber nicht zu weichen Unterlage, um Ihre Knie und Ellbogen zu schonen.

> Lassen Sie sich auf Ihre Knie nieder, und stützen Sie sich mit den Unterarmen auf dem Boden ab. Ihre Knie stehen etwa hüftbreit nebeneinander, die Füße sind nach hinten ausgestreckt. Ihre Ellbogen befinden sich senkrecht unter Ihren Schultern, und Ihre Unterarme weisen parallel zueinander nach vorne.

> Spannen Sie die Muskeln von Bauch und Rücken leicht an, um den Rücken zu stabilisieren. Halten Sie Ihren Kopf in natürlicher Verlängerung der Wirbelsäule. Ihr Blick ist auf den Boden gerichtet.

## So wird's gemacht

> Atmen Sie aus, und wölben Sie dabei Ihren Rücken langsam in einem Katzenbuckel nach oben. Spannen

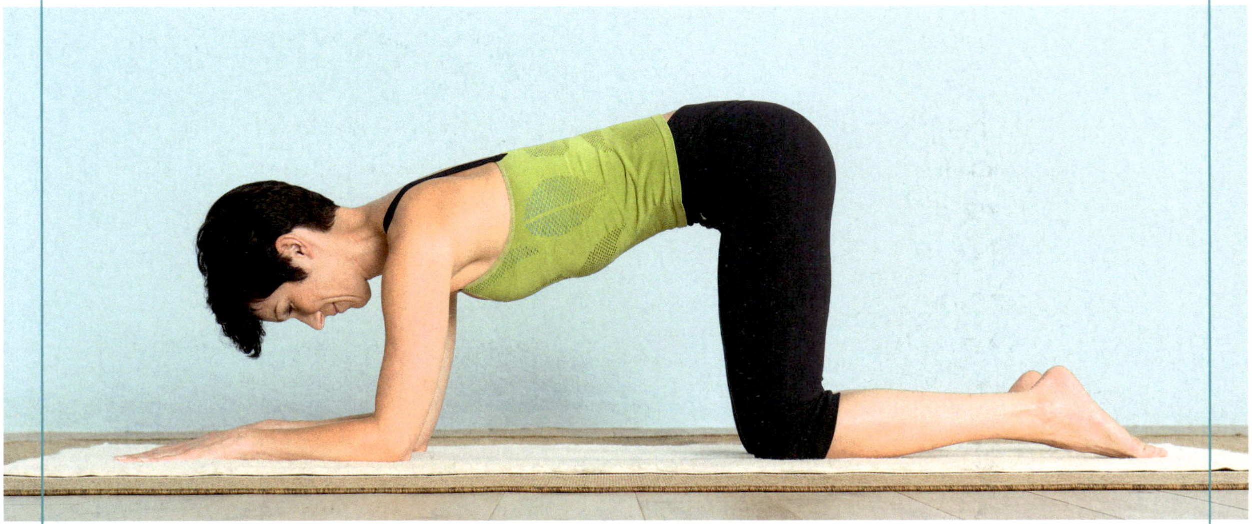

Sie dabei Ihre Bauchmuskeln noch etwas kräftiger an. Spannen Sie gleichfalls Ihren Beckenboden an, indem Sie ihn nach innen in Richtung Ihres Bauchnabels ziehen.

> Beim Einatmen lockern Sie die Muskelspannung und kehren in die Ausgangsstellung zurück, sodass Ihr Rücken und Ihr Kopf wieder eine gerade Linie bilden. Bleiben Sie so weit in Muskelanspannung, dass Ihr Rücken nicht durchhängt.

> Wiederholen Sie die Übung mindestens vier Mal hintereinander. Danach rollen Sie sich seitlich ab und legen sich bequem auf den Rücken, um sich einige tiefe Atemzüge lang zu entspannen und in Ihren Bauch hineinzuspüren.

## Bitte beachten Sie

>> Spannen Sie Ihre Bauch- und Beckenbodenmuskeln bei jedem Ausatmen bewusst an. Je langsamer Sie die Übung durchführen, desto besser aktiviert sie alle Muskeln.

>> Achten Sie darauf, beim Einatmen nicht ins Hohlkreuz zu fallen – lassen Sie Ihren Rücken niemals durchhängen.

>> Bei Kniebeschwerden legen Sie am besten ein weiches Kissen unter.

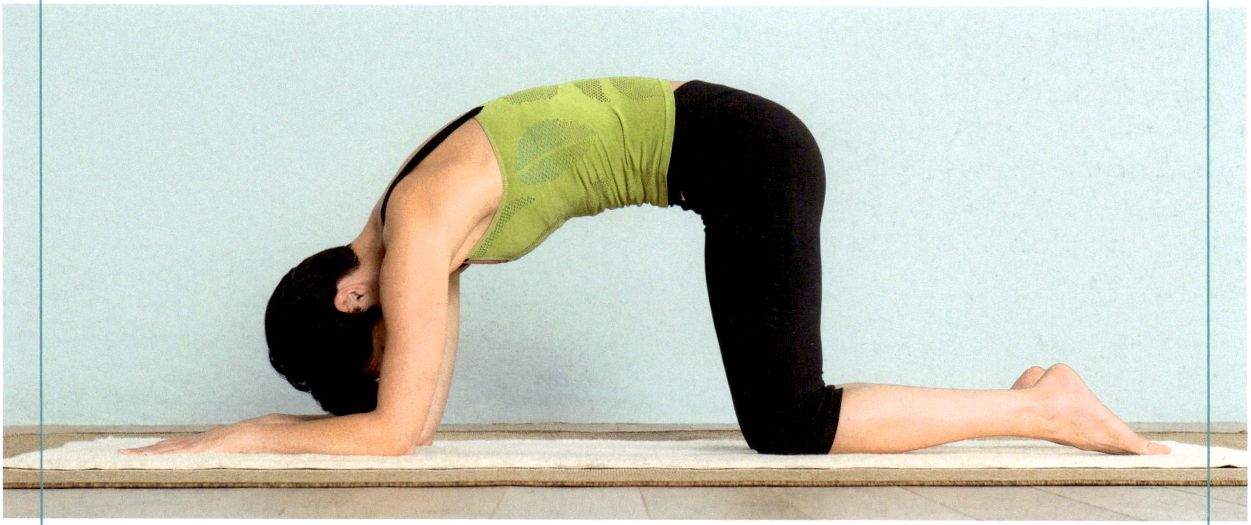

## Seitliche Situps

### Was zeichnet diese Übung aus?

Seitliche Situps trainieren gezielt die schrägen Bauchmuskeln, die wichtig sind, um den Bauch rundum in Form zu bringen. Die geraden Bauchmuskeln werden dabei ebenfalls gekräftigt.

### Ausgangsstellung

> Führen Sie die Übung auf einer gepolsterten, aber stabilen Unterlage durch.

> Legen Sie sich auf den Rücken, und stellen Sie Ihre Beine auf. Ihre Füße stehen etwa hüftbreit nebeneinander. Drücken Sie Ihre Fersen fest gegen die Unterlage.

> Strecken Sie Ihre Arme in Richtung Ihrer Knie aus, und überkreuzen Sie sie. Ihre Handflächen weisen nach außen.

> Spannen Sie Ihre Bauchmuskeln und Ihren Beckenboden leicht an, und heben Sie Ihren Kopf und Ihre Schultern ein kleines Stück vom Boden ab.

### So wird's gemacht

> Beim Ausatmen heben Sie Kopf und Schultern noch etwas weiter vom Boden ab. Gleichzeitig strecken Sie Ihren linken Arm diagonal über Ihren Bauch zur Außenseite Ihres rechten Knies. Ihre linke Schulter folgt dabei der Bewegung Ihres Armes.

> Beim Einatmen kehren Ihr Arm und Ihre Schulter zurück in die Ausgangsposition, und Sie lassen Kopf und Schultern ein kleines Stückchen sinken, ohne sie jedoch auf dem Boden abzulegen.

> Nach der letzten Wiederholung gehen Sie nochmals in die Endposition und halten diese zum Abschluss acht Sekunden lang. Atmen Sie dabei ruhig und gleichmäßig weiter.

> Danach lösen Sie die Stellung. Entspannen Sie sich einige Atemzüge lang, und wiederholen Sie die Übung dann mit dem rechten Arm zur anderen Seite.

### Bitte beachten Sie

>> Drücken Sie Ihren unteren Rücken während der gesamten Übung fest gegen die Unterlage, um Ihre Lendenwirbelsäule zu entlasten.

>> Führen Sie die Bewegung langsam und kontrolliert durch: Kommen Sie keinesfalls mit Schwung, sondern nur mit der Kraft Ihrer Muskeln nach oben.

>> Ihr Becken und Ihre Beine bleiben während der Übung in der Ausgangsposition – achten Sie darauf, die Knie nicht zur Seite zu neigen.

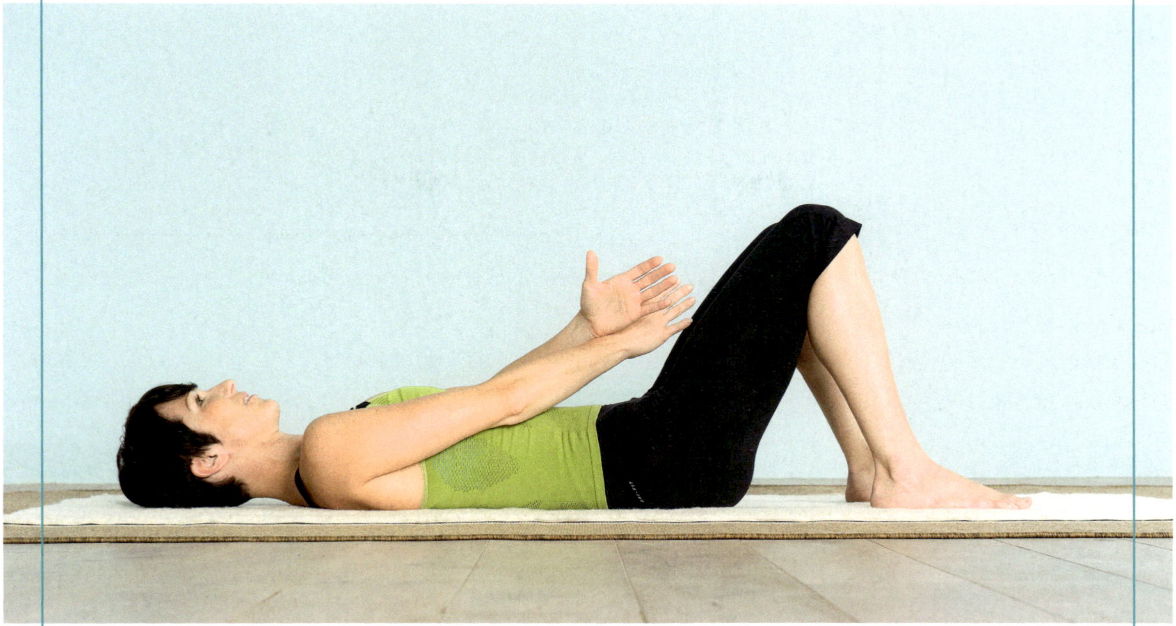

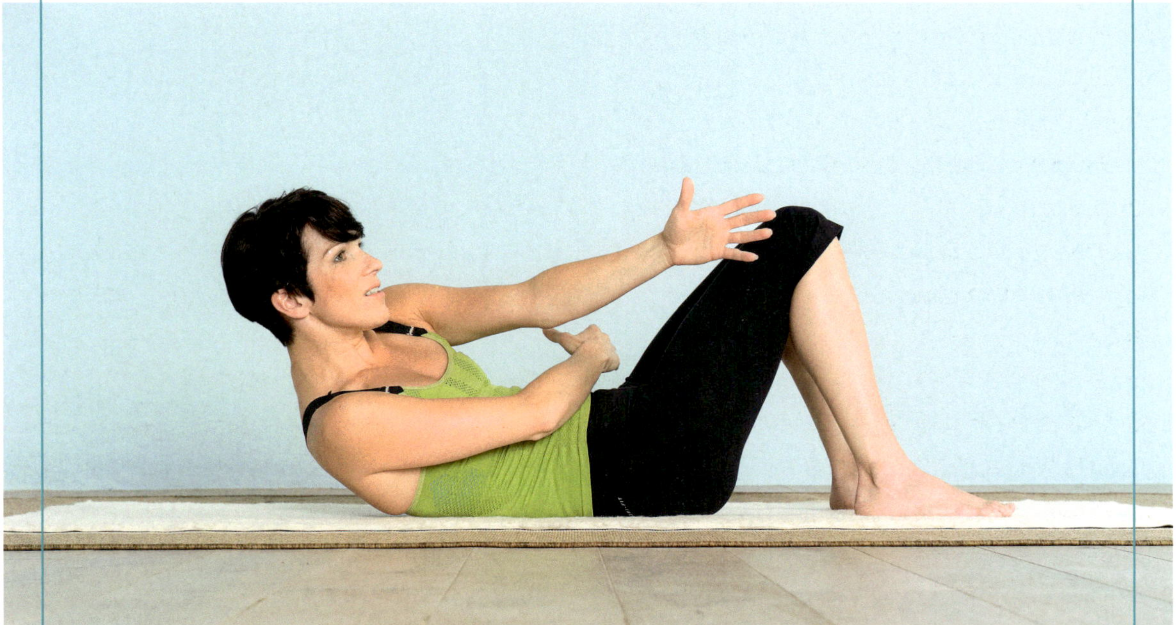

# Seitstütz

## Was zeichnet diese Übung aus?

Der Seitstütz bringt gezielt die Taille in Form: Er kräftigt die seitlichen Bauchmuskeln und ist eine gute Ergänzung zu allen Situp-Übungen.
Als kleiner Bonus werden außerdem die Muskeln an den Außenseiten der Oberschenkel mittrainiert.

## Ausgangsstellung

> Diese Übung führen Sie in der Seitenlage durch. Wählen Sie eine Unterlage, auf der Sie stabil, aber gepolstert liegen.

> Strecken Sie sich auf Ihrer rechten Seite aus, und stützen Sie sich mit dem rechten Unterarm senkrecht unterhalb Ihrer Schulter ab. Drücken Sie sich dabei aktiv mit der Schulter hoch. Ihre linke Hand stützen Sie in der Hüfte ab.

> Spannen Sie die Bauchmuskeln an, und strecken Sie Ihre Brust leicht heraus, sodass Ihr Rücken gerade ist.

> Ihre Beine liegen aufeinander, und die Oberschenkel liegen auf einer Linie mit Ihrem Rumpf. Ihre Knie sind im rechten Winkel nach hinten gebeugt.

## So wird's gemacht

> Atmen Sie aus, und heben Sie Ihr Becken dabei langsam vom Boden ab, bis Ihr Körper vom Kopf bis zu den Knien eine gerade Linie bildet. Die Unterschenkel ruhen auf der Unterlage.

> Beim Einatmen lassen Sie Ihr Becken wieder bis dicht über den Boden sinken, ohne es jedoch ganz abzulegen.

> Nach der letzten Wiederholung heben Sie Ihr Becken nochmals für acht Sekunden in die Endstellung. Achten Sie dabei darauf, nicht die Luft anzuhalten.

> Danach lassen Sie Ihr Becken auf den Boden sinken und rollen sich bequem auf den Rücken. Entspannen Sie sich einige Atemzüge lang, und wiederholen Sie die Übung auf der anderen Seite.

### Bitte beachten Sie

>> Spannen Sie während der Übung bewusst Ihre Schultermuskeln an, und stemmen Sie sich leicht und in einer fließenden Bewegung in die Höhe. Achten Sie darauf, sich auch bei der Bewegung nicht auf Ihre Schulter sinken zu lassen.

>> Falls Sie unter Schulterbeschwerden oder -schmerzen leiden, sollten Sie auf diese Übung verzichten. Eine gute Alternative dazu ist das Seitbeugen (siehe Seite 88 f.).

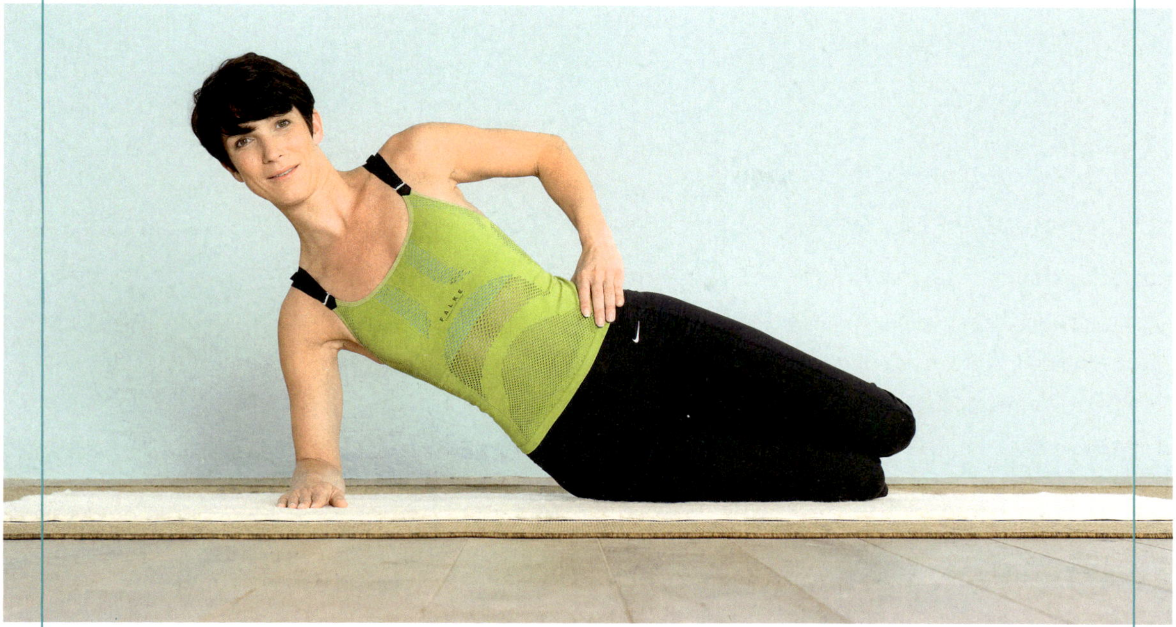

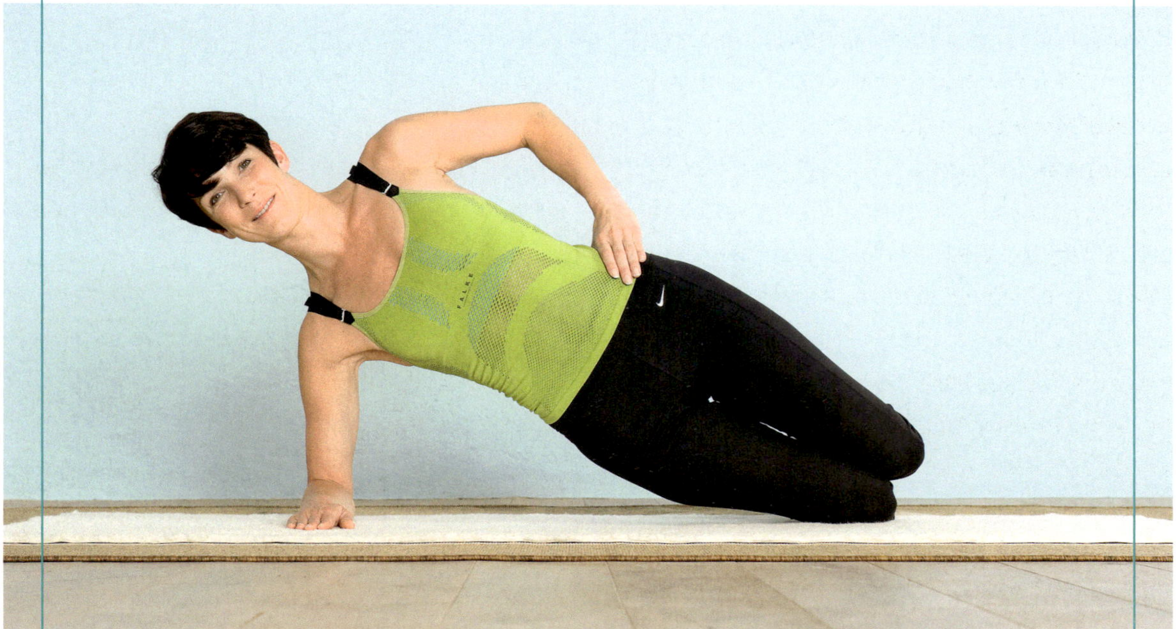

# Beckenheben

## Was zeichnet diese Übung aus?

Das Beckenheben trainiert den unteren Bereich der geraden Bauchmuskeln besser als normale Situps. Diese Muskeln sind für einen schönen Bauch sehr wichtig, denn sie stützen ihn, sodass er sich nicht so leicht nach vorne wölbt.

## Ausgangsstellung

> Die Übung wird in der Rückenlage durchgeführt. Üben Sie auf einer festen, aber gut gepolsterten Unterlage, um Ihren Rücken zu schonen.

> Strecken Sie sich auf dem Rücken aus. Ihre Arme liegen ausgestreckt neben dem Körper, die Handflächen weisen nach oben. Ihr Blick ist nach oben zur Zimmerdecke gerichtet.

> Winkeln Sie Ihre Beine an, und heben Sie Ihre Füße vom Boden. Heben Sie Ihre Beine, bis sich Ihre Knie senkrecht über Ihren Oberschenkeln befinden. Ober- und Unterschenkel bilden einen rechten Winkel, und die Beine sind eng geschlossen.

## So wird's gemacht

> Atmen Sie aus, spannen Sie die unteren Bauchmuskeln und den Beckenboden an und rollen Sie Ihr Becken ein kleines Stück vom Boden hoch. Dabei bewegen sich Ihre Knie in Richtung Ihrer Brust. Ihre Beine bleiben bei der Bewegung geschlossen und im rechten Winkel gebeugt.

> Beim Einatmen senken Sie Ihr Becken kontrolliert wieder bis dicht über den Boden, legen es aber nicht völlig ab.

> Gehen Sie am Ende der letzten Wiederholung nochmals für acht Sekunden in die Endstellung, und halten Sie die Muskelspannung. Atmen Sie dabei tief und gleichmäßig weiter.

> Zum Abschluss der Übung lassen Sie Ihr Becken langsam zurück auf den Boden sinken und setzen die Füße wieder auf. Strecken Sie sich lang aus, und atmen Sie einige Male tief bis in den Bauch hinein durch, während Sie sich entspannen.

### Bitte beachten Sie

>> Achten Sie darauf, die Übung auf keinen Fall mit Schwung oder ruckartig durchzuführen! Je langsamer und kontrollierter Sie üben, desto mehr werden Ihre Muskeln gefordert – und desto schneller setzt die Wirkung ein.

>> Halten Sie während der Übung keinesfalls den Atem an, sondern atmen Sie stets langsam und gleichmäßig weiter.

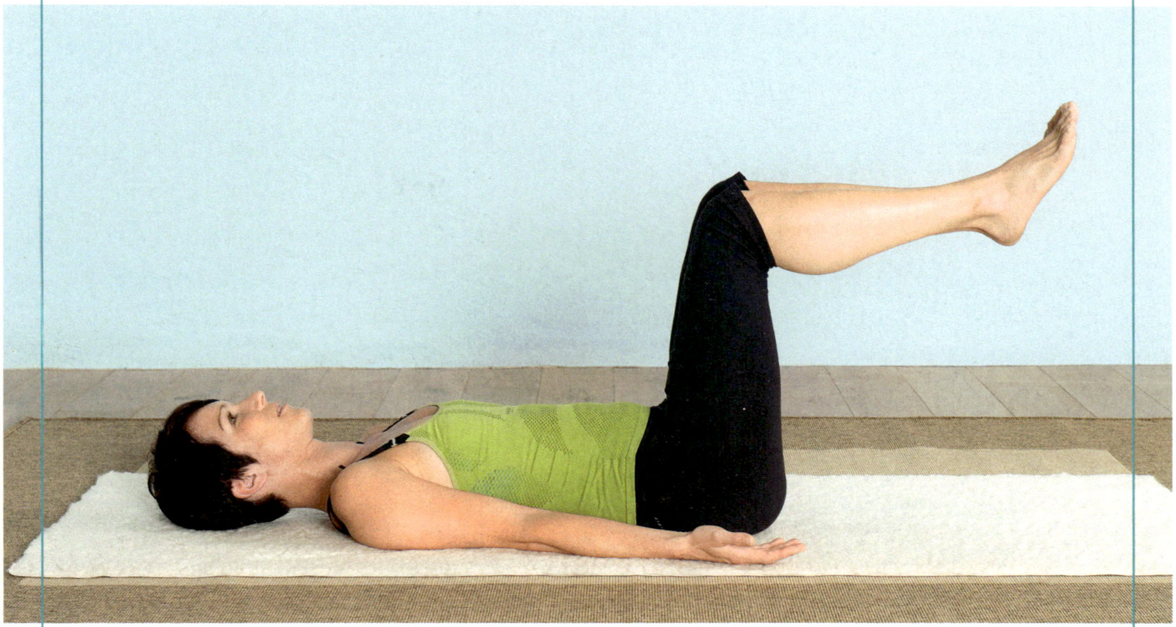

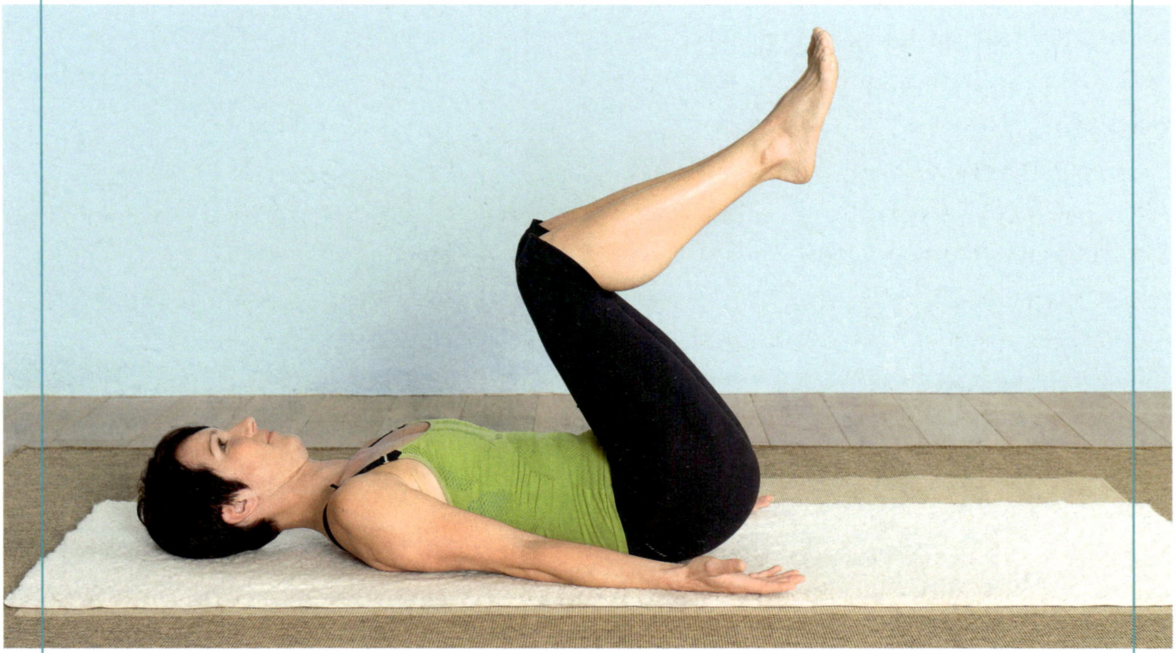

# Kniedrücken

### Was zeichnet diese Übung aus?

Diese Übung kräftigt die Bauchmuskeln nicht nur, sondern sie hilft Ihnen auch dabei, diese besser wahrzunehmen. Bei der Übung findet keine sichtbare Bewegung statt – trotzdem hat sie eine deutlich spürbare Wirkung.

### Ausgangsstellung

> Für die Übung begeben Sie sich in die Rückenlage. Üben Sie auf einer gepolsterten stabilen Unterlage.

> Winkeln Sie Ihre Beine an. Heben Sie die Füße vom Boden, sodass sich Ihre Knie über Ihrer Hüfte befinden und Ober- und Unterschenkel einen rechten Winkel bilden. Ihre Beine sind dabei geschlossen.

> Legen Sie Ihre Hände nahe der Knie auf Ihre Oberschenkel. Ihre Arme sind leicht angewinkelt. Ihre Ellbogen weisen nach außen, und Ihre Fingerspitzen zeigen zueinander.

> Ihr Kopf liegt in natürlicher Verlängerung der Wirbelsäule, und Ihr Blick ist nach oben gerichtet.

### So wird's gemacht

> Atmen Sie aus, und drücken Sie dabei mit Ihren Händen fest gegen Ihre Oberschenkel. Gleichzeitig spannen Sie die Bauchmuskeln und den Beckenboden an und halten mit den Oberschenkeln dagegen, sodass sich Ihre Oberschenkel nicht von der Stelle bewegen. Achten Sie auf Ihren Atem, pressen Sie nicht während der Muskelanspannung.

> Beim Einatmen lösen Sie den Druck wieder ein wenig, ohne ihn allerdings ganz aufzuheben.

> Am Ende der letzten Wiederholung verstärken Sie die Muskelspannung nochmals für acht Sekunden. Dabei atmen Sie langsam und gleichmäßig weiter.

> Danach lösen Sie die Haltung auf und strecken sich auf dem Boden aus. Schütteln Sie Arme und Beine kurz aus, und bleiben Sie noch einige Atemzüge lang liegen, um sich zu entspannen.

### Bitte beachten Sie

>> Drücken Sie während der gesamten Übung Ihren unteren Rücken fest gegen den Boden, damit Sie nicht ins Hohlkreuz kommen.

>> Achten Sie darauf, den Druck zwischen Armen und Beinen gleichmäßig aufzubauen, sodass Sie Ihre Beine niemals wirklich wegdrücken.

>> Ziehen Sie Ihr Kinn während der Übung leicht zurück in Richtung Ihrer Brust, um den Nacken gestreckt zu halten.

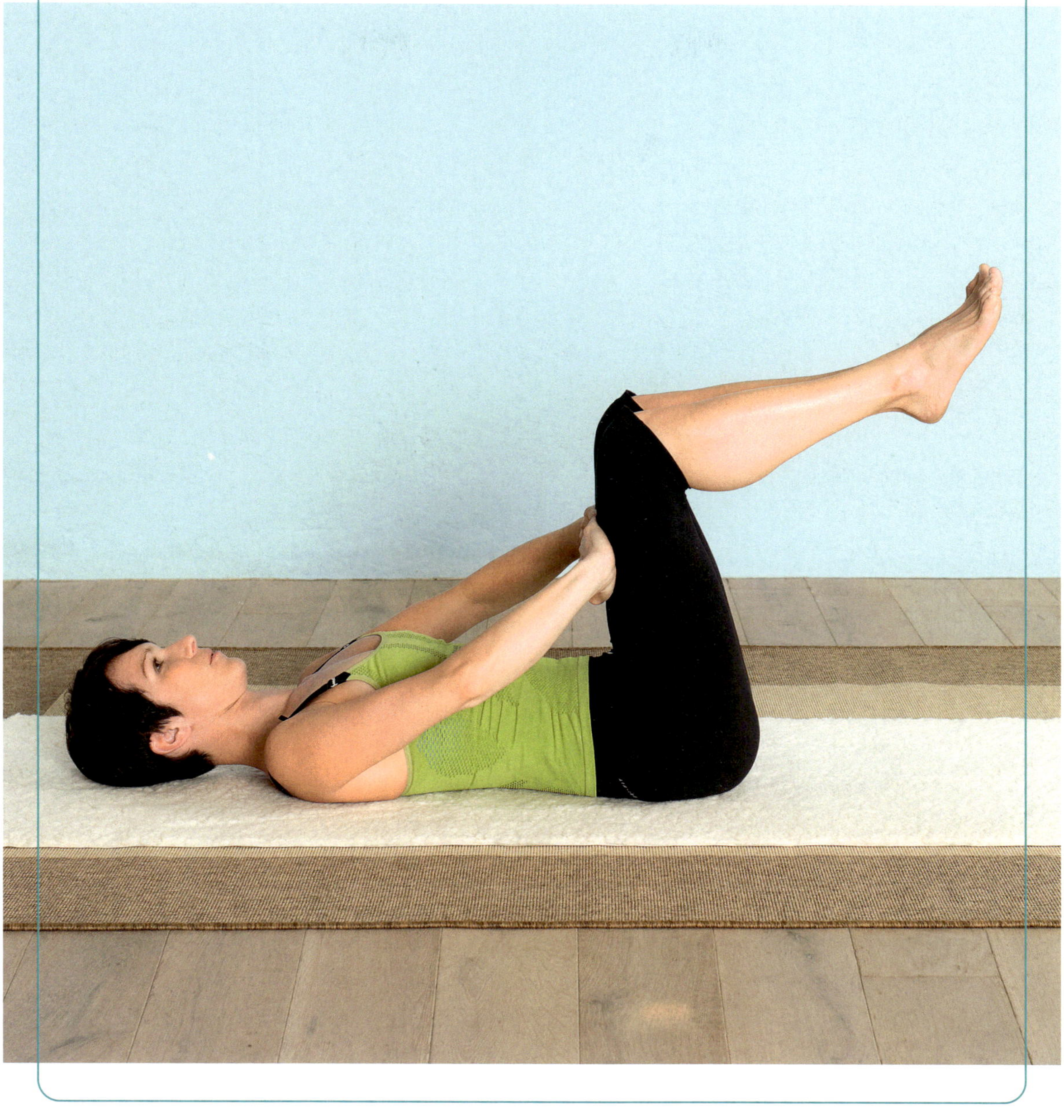

# Hüftrollen

## Was zeichnet diese Übung aus?

Mit dieser Übung trainieren Sie vor allem die seitlichen Bauchmuskeln. Gleichzeitig dehnt und entspannt die Übung den Rücken, und sie macht das Becken beweglicher. Die Übung eignet sich sehr gut, um in Bauch und Becken hineinzuspüren und sie besser wahrzunehmen zu lernen.

## Ausgangsstellung

> Die Übung wird in der Rückenlage durchgeführt. Die Unterlage sollte nicht zu weich, aber gut gepolstert sein, um den Rücken zu schonen.

> Legen Sie sich auf den Rücken, und strecken Sie beide Arme zu den Seiten hin aus. Dann winkeln Sie die Ellbogen an, sodass die Unterarme parallel zu Ihrem Kopf liegen. Die Handflächen zeigen nach oben.

> Stellen Sie Ihre Füße auf, sodass Ober- und Unterschenkel in etwa einen 90-Grad-Winkel bilden. Die Beine sind dabei geschlossen, die Füße stehen dicht nebeneinander.

## So wird's gemacht

> Lassen Sie Ihre Beine beim Einatmen kontrolliert so weit nach rechts kippen, wie es Ihnen möglich ist, ohne Ihre linke Schulter vom Boden zu lösen. Ihre Beine liegen dadurch nicht auf dem Boden auf.

> Dabei dreht sich auch Ihr Becken, und Ihre linke Hüfte hebt sich vom Boden.

> Atmen Sie aus, und heben Sie Ihre Beine mit der Kraft Ihrer Bauchmuskeln wieder in die Ausgangsstellung zurück.

> Nach der letzten Wiederholung gehen Sie nochmals für acht Sekunden in die Endstellung. Atmen Sie dabei gleichmäßig weiter, und spüren Sie in Ihr Becken hinein. Danach kehren Sie in die Ausgangsstellung zurück und wiederholen die Übung zur anderen Seite.

### Bitte beachten Sie

>> Ihre Schultern bleiben während der gesamten Übung ruhig auf dem Boden liegen.

>> Führen Sie die Übung langsam und ohne Schwung durch, nur mit der Kraft Ihrer Muskeln.

>> Bei akuten Schmerzen im unteren Rücken sowie bei Ischiasbeschwerden verzichten Sie besser auf diese Übung. Dasselbe gilt bei entzündlichen Erkrankungen und Operationen im Bauchbereich: Führen Sie die Übung in diesen Fällen erst durch, wenn alle Beschwerden abgeklungen sind.

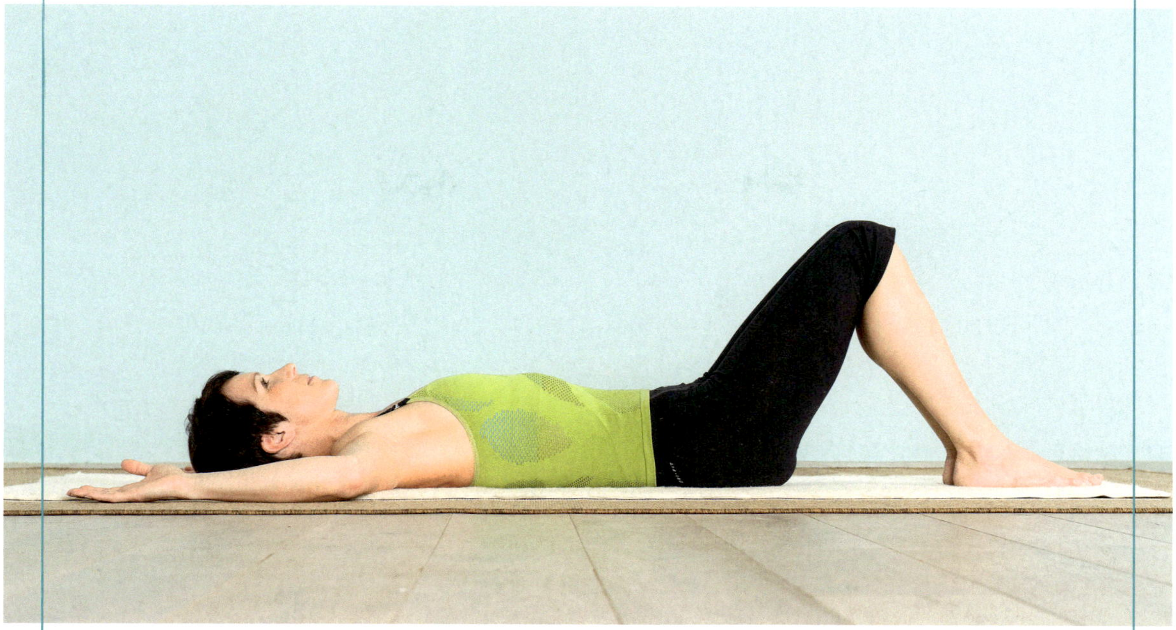

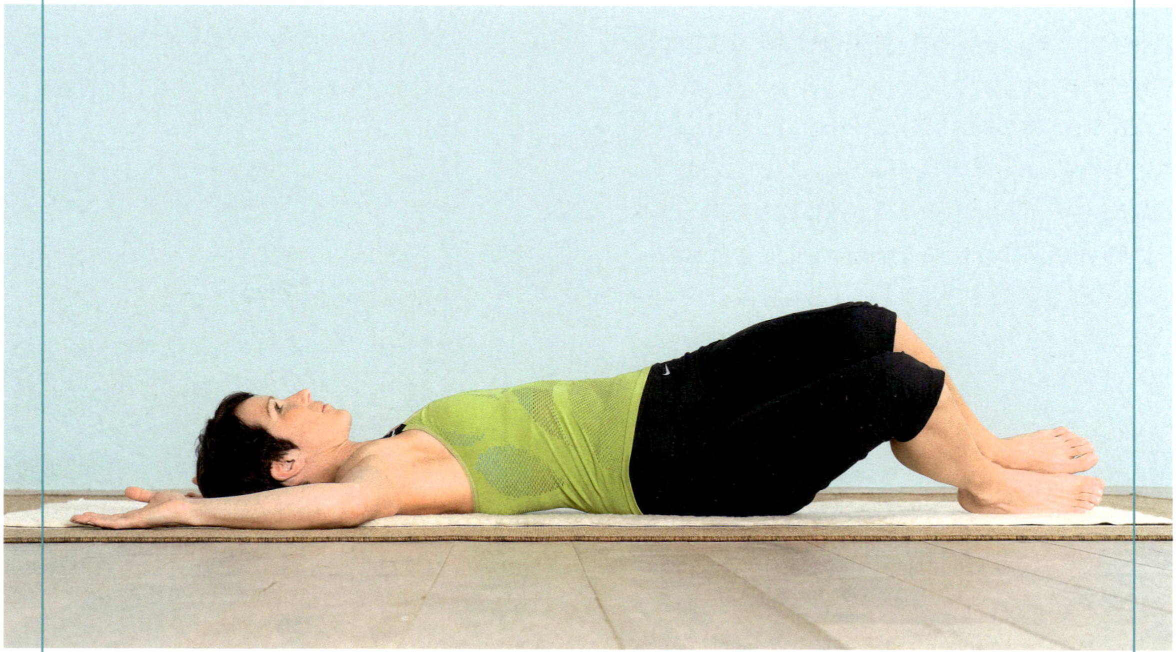

# Radfahren

## Was zeichnet diese Übung aus?

Im Gegensatz zum echten Radfahren trainiert diese Übung nicht Ihre Ausdauer, sondern Ihre Bauchmuskulatur. Beides zusammen ergänzt sich zu einem perfekten Bauch-weg-Programm. Gleichzeitig bringt die Übung auch Ihre Oberschenkel in Form.

## Ausgangsstellung

> Die Übung wird in der Rückenlage auf stabilem Untergrund durchgeführt.

> Strecken Sie sich auf dem Rücken aus. Ihre Arme liegen gestreckt neben dem Körper, die Handflächen zeigen zum Boden.

> Winkeln Sie Ihre Beine an, und spannen Sie Ihre Bauchmuskeln an. Ziehen Sie Ihren Bauchnabel sanft nach innen, und aktivieren Sie Ihren Beckenboden.

> Ziehen Sie die Knie zum Körper, sodass sich Ihre Unterschenkel über Ihrem Becken befinden.

## So wird's gemacht

> Atmen Sie aus, und beginnen Sie eine langsame Radfahrbewegung: Strecken Sie Ihr linkes Bein vom Körper weg, und ziehen Sie gleichzeitig das rechte Knie noch etwas weiter zur Brust.

> Beim Einatmen kehren Sie mit beiden Beinen wieder in die Ausgangsposition zurück. Bei der nächsten Wiederholung wechseln Sie die Seite und strecken das rechte Bein, während Sie das linke Knie näher zur Brust ziehen.

> Führen Sie auf diese Weise acht Wiederholungen durch. Danach setzen Sie Ihre Füße wieder auf dem Boden ab und strecken sich bequem aus, um sich noch einige Atemzüge lang zu entspannen.

### Bitte beachten Sie

>> Spannen Sie während der gesamten Übung kräftig die Bauchmuskeln an, und drücken Sie Ihren unteren Rücken gegen den Boden, um nicht ins Hohlkreuz zu fallen.

>> Je weiter und tiefer Sie das Bein über dem Boden ausstrecken, desto intensiver wird die Übung. Strecken Sie Ihr Bein aber nur so weit, wie es Ihnen möglich ist, ohne dass sich Ihr Bauch nach oben wölbt.

>> Üben Sie langsam und im Rhythmus mit Ihrem Atem, und führen Sie die Bewegung bewusst und kontrolliert durch.

>> Ziehen Sie Ihr Kinn während der Übung leicht zurück, um den Kopf nicht unwillkürlich in den Nacken zu legen.

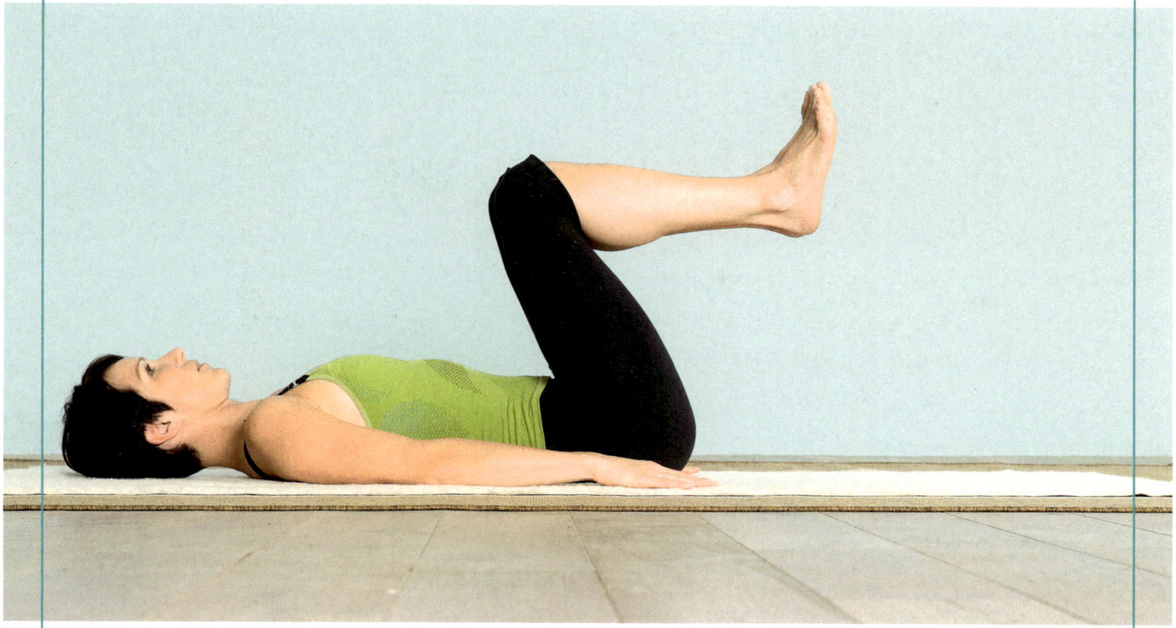

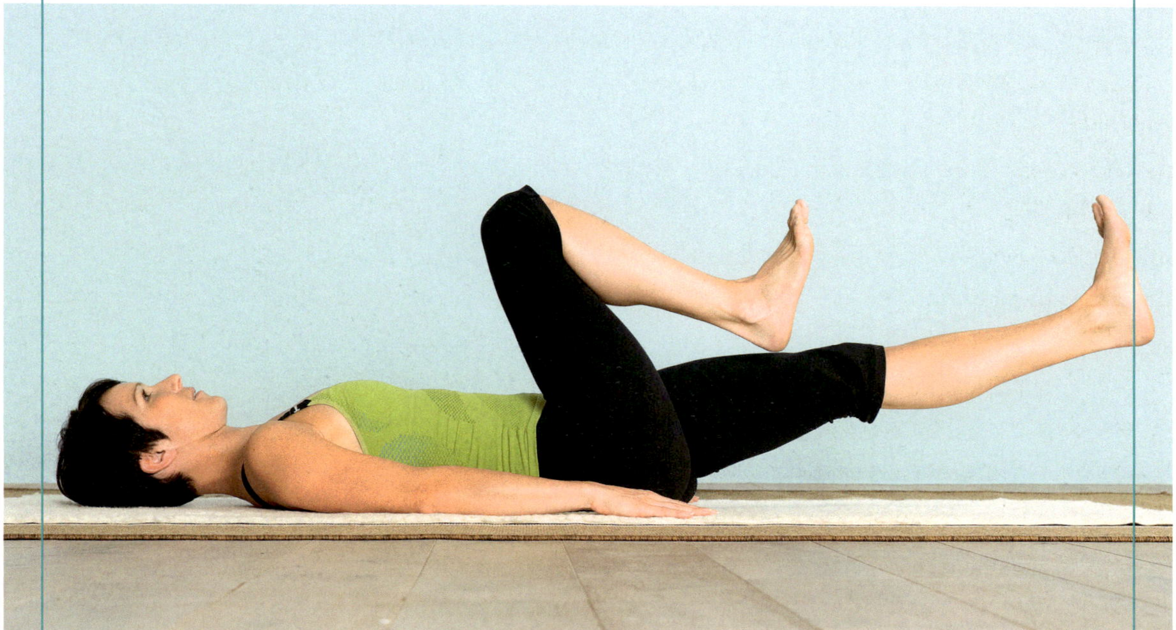

# Rumpfbeugen verkehrt herum

## Was zeichnet diese Übung aus?

Diese Übung ist ein hervorragendes Training für die geraden Bauchmuskeln. Gleichzeitig dehnt sie die Muskeln an den Rückseiten der Beine, und sie hilft sogar dabei, die Oberschenkel in Form zu bringen.

## Ausgangsstellung

> Auch bei dieser Übung begeben Sie sich in die Rückenlage. Achten Sie darauf, nicht direkt auf dem harten Boden zu trainieren.
> Legen Sie sich auf den Rücken. Ihr Kopf liegt in natürlicher Verlängerung der Wirbelsäule, und Ihr Blick ist gerade nach oben gerichtet.
> Ziehen Sie die Beine an, und strecken Sie sie senkrecht zur Zimmerdecke. Ihre Füße sind hüftbreit geöffnet, die Knie nicht völlig durchgestreckt. Dann ziehen Sie die Fußspitzen an, um die Dehnung in Waden und Oberschenkeln noch zu vertiefen.
> Heben Sie die Arme, und strecken Sie sie ebenfalls senkrecht zur Decke. Ihre Handflächen zeigen dabei zueinander.
> Spannen Sie die Bauchmuskeln an, ziehen Sie den Bauchnabel nach innen und aktivieren Sie Ihren Beckenboden. Heben Sie Kopf und Schultern ein kleines Stückchen vom Boden ab.

## So wird's gemacht

> Atmen Sie aus, und strecken Sie Ihre Hände noch ein Stück weiter zu Ihren Fußspitzen, sodass Sie auch Kopf und Schultern weiter vom Boden heben.
> Beim Einatmen lassen Sie sich langsam wieder in die Ausgangsstellung zurücksinken.
> Gehen Sie nach der letzten Wiederholung noch ein Mal in die Endposition, und halten Sie die Muskelspannung acht Sekunden lang. Halten Sie dabei nicht den Atem an, sondern atmen Sie langsam weiter.
> Danach lassen Sie Schultern und Kopf langsam auf den Boden sinken. Lösen Sie die Stellung auf, und strecken Sie sich auf dem Boden aus. Atmen Sie tief durch, und genießen Sie die Entspannung.

### Bitte beachten Sie

>> Achten Sie darauf, das Kinn während der Übung nicht zur Brust zu ziehen. Rücken und Kopf bleiben auf einer Linie, der Blick ist stets zur Decke gerichtet. Stellen Sie sich vor, dass Sie an Brustbein und Stirn gerade nach oben gezogen werden.
>> Führen Sie die Bewegung auf keinen Fall mit Schwung durch, sondern fließend und kontrolliert mit der Kraft Ihrer Muskeln.

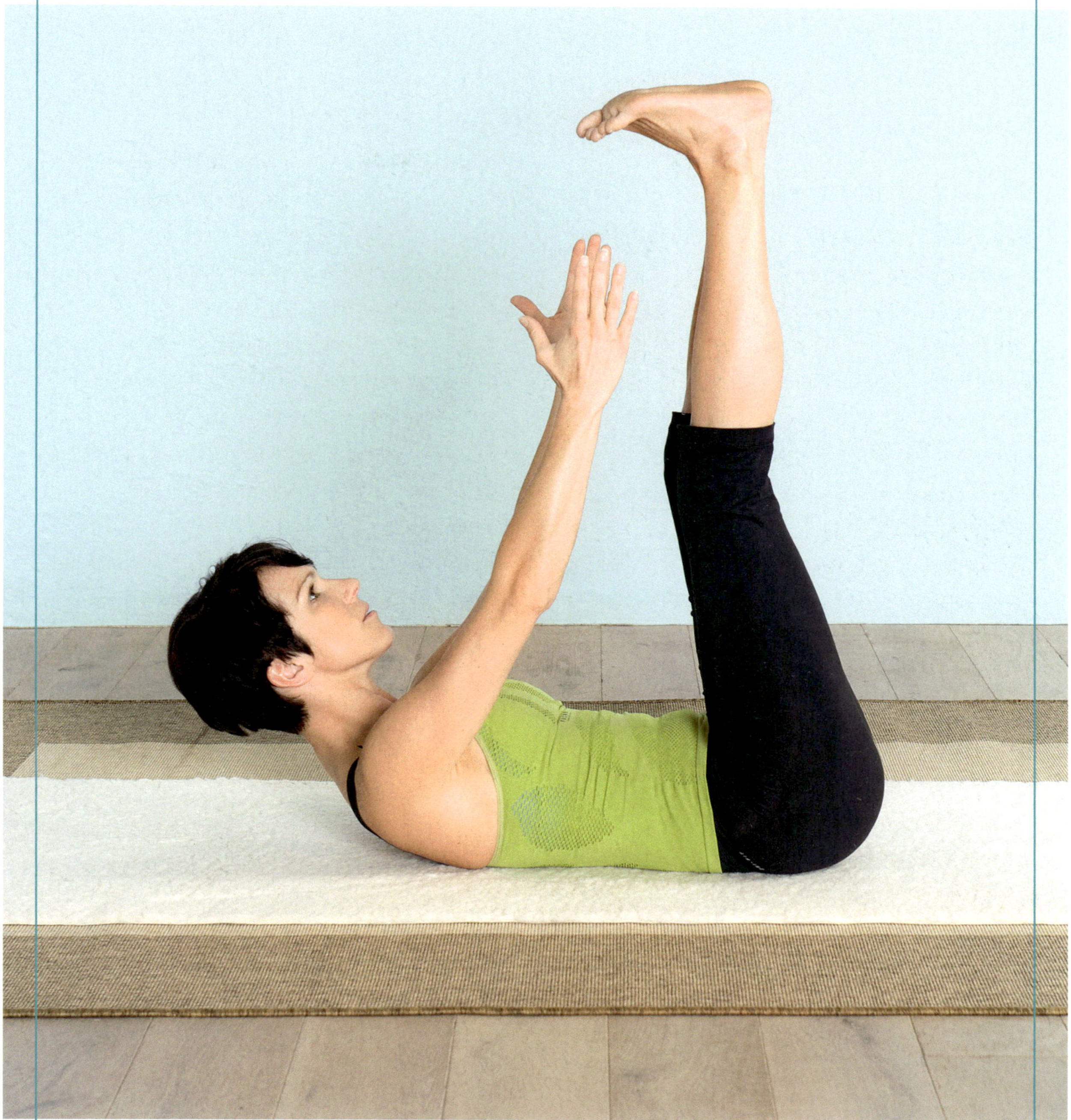

# Kniedrücken seitlich

## Was zeichnet diese Übung aus?

Diese Übung trainiert nicht nur die Muskelkraft, sondern auch die Koordination. Sie stärkt dabei die gesamte seitliche Rumpfmuskulatur, also auch die Muskeln, die die Taille formen.

Da es sich um eine isometrische Übung handelt, ist keinerlei Bewegung sichtbar, die Muskelspannung entsteht nur durch Druck und Gegendruck.

## Ausgangsstellung

> Für diese Übung begeben Sie sich in die Seitenlage. Üben Sie auf einer stabilen, nicht zu nachgiebigen Unterlage.

> Legen Sie sich auf Ihre rechte Seite. Ihre Beine sind ausgestreckt. Winkeln Sie die Füße an, sodass die Fußspitzen nach vorne zeigen.

> Winkeln Sie das obere linke Bein an, und ziehen Sie das Knie zum Körper, sodass Sie die rechte Hand nahe dem Knie auf den Oberschenkel legen können.

> Strecken Sie Ihren linken Arm senkrecht nach oben in Richtung Decke.

> Halten Sie Ihren Kopf in natürlicher Verlängerung der Wirbelsäule. Sie können ein festes Kissen unterlegen. Ihr Blick ist geradeaus gerichtet.

> Ziehen Sie Ihren Bauchnabel sanft nach innen, und aktivieren Sie Ihren Beckenboden.

## So wird's gemacht

> Drücken Sie beim Ausatmen Ihre rechte Hand und Ihren linken Oberschenkel fest gegeneinander, und spannen Sie dabei die Bauchmuskeln kräftig an. Gleichzeitig ziehen Sie mit Ihrem linken Arm noch etwas weiter in Richtung Decke.

> Beim Ausatmen lösen Sie die Muskelspannung ein wenig, ohne sie aber ganz aufzugeben.

> Am Ende der letzten Wiederholung bauen Sie nochmals den Druck zwischen Hand und Oberschenkel auf und halten ihn für acht Sekunden. Atmen Sie während dieser Zeit ruhig und gleichmäßig weiter.

> Dann lösen Sie die Stellung auf und legen sich kurz auf den Rücken, um zu entspannen. Im Anschluss wiederholen Sie die Übung zur anderen Seite.

### Bitte beachten Sie

>> Atmen Sie während der gesamten Übung gleichmäßig weiter.

>> Achten Sie darauf, dass Ihr Körper und Ihr Kopf während der Übung stabil und auf einer Linie liegen: Lassen Sie weder Ihr Becken noch Ihre Schultern nach vorne oder hinten kippen, und halten Sie den Kopf in natürlicher Verlängerung der Wirbelsäule.

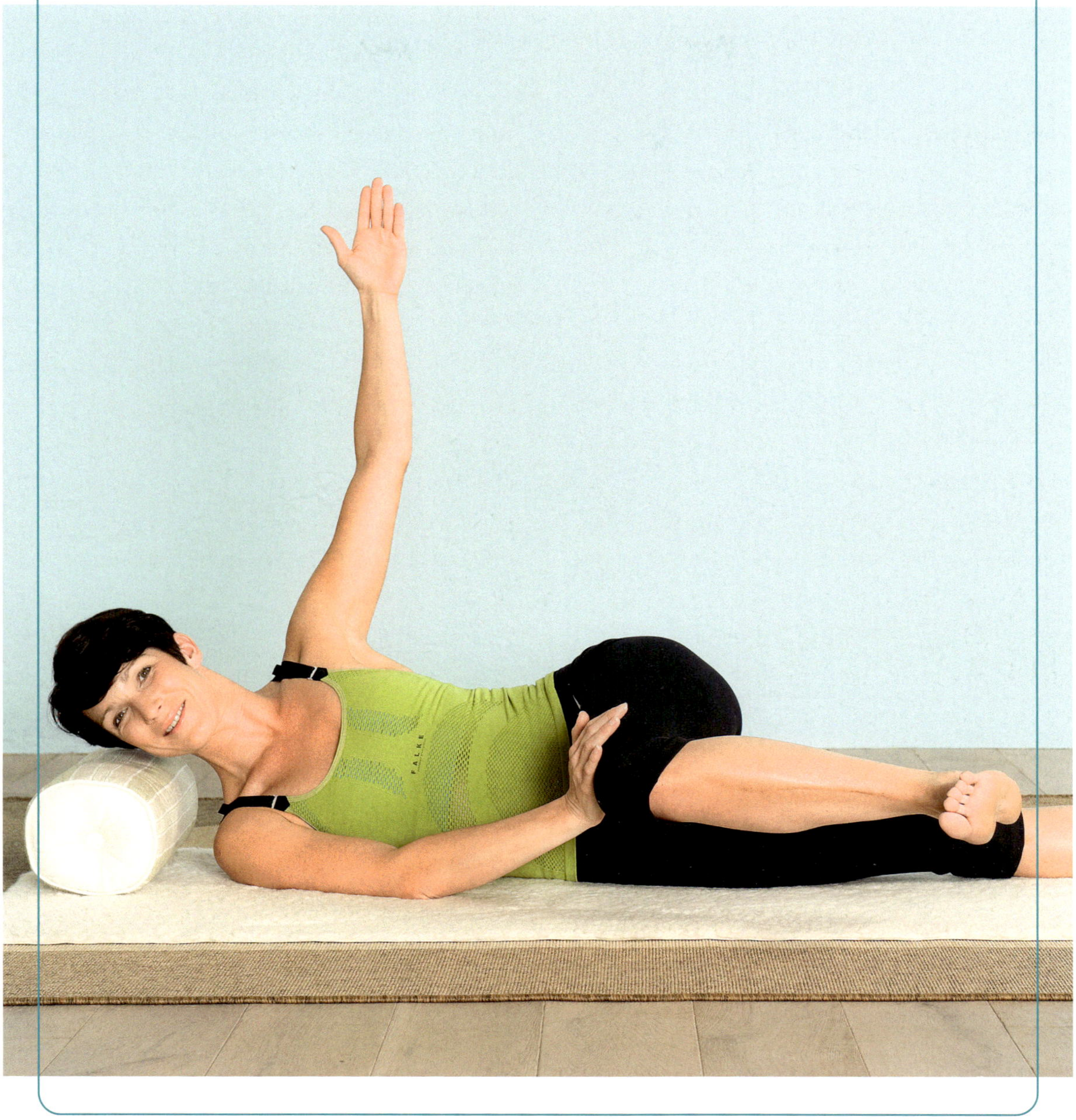

# Die Brücke

## Was zeichnet diese Übung aus?

Die Brücke ist eine hervorragende Übung, die nicht nur die Bauchmuskeln, sondern den gesamten Körper kräftigt. Dadurch ist sie ein guter Ausgleich zu reinen Bauchmuskel-Übungen und sorgt dafür, dass Ihr Training nicht zu einseitig wird.

## Ausgangsstellung

> Bei dieser Übung beginnen Sie im Liegen. Führen Sie sie auf einem gepolsterten, aber nicht zu weichen Untergrund durch.

> Legen Sie sich auf den Rücken, und strecken Sie Ihre Arme parallel neben dem Körper aus. Ihre Handflächen weisen zur Decke. Ihr Kopf liegt in der natürlichen Verlängerung der Wirbelsäule, und Ihr Blick ist zur Zimmerdecke gerichtet. Ziehen Sie das Kinn leicht zurück, um Ihren Nacken zu strecken.

> Stellen Sie die Beine auf. Ihre Füße stehen hüftbreit nebeneinander, und Ihre Knie sind ebenfalls hüftbreit geöffnet.

> Spannen Sie Ihre Bauchmuskeln leicht an, und aktivieren Sie Ihren Beckenboden. Drücken Sie Ihr Becken in die Höhe, bis Oberschenkel, Becken und Oberkörper auf einer Linie liegen.

## So wird's gemacht

> Beim Ausatmen heben Sie Ihr angewinkeltes rechtes Bein an, bis der Fuß auf Höhe Ihres Knies ist. Ver-

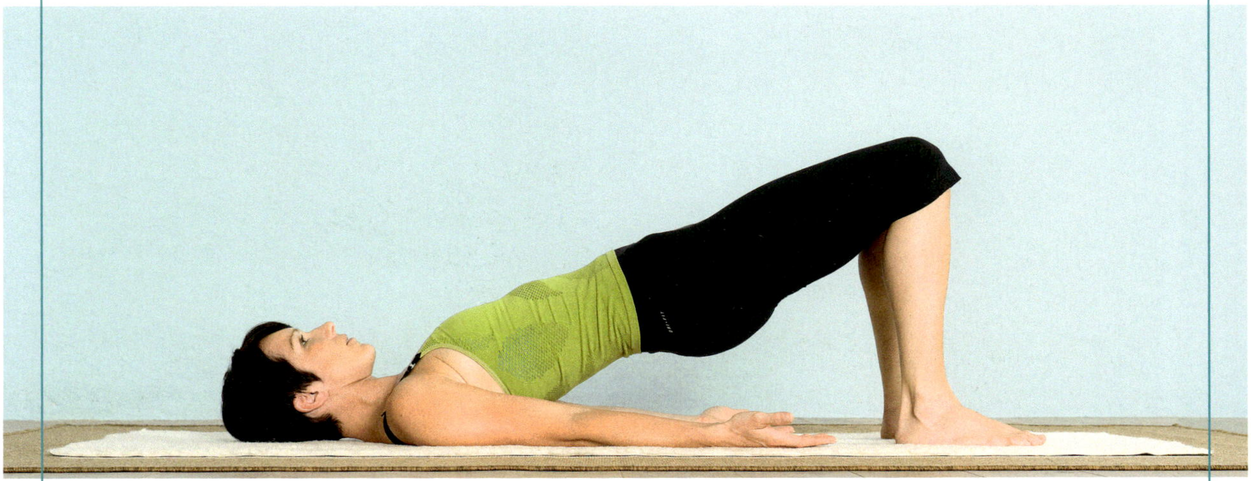

stärken Sie dabei die Spannung in Bauchmuskeln und Beckenboden.

> Beim Einatmen senken Sie das Bein langsam wieder, setzen den Fuß aber nicht auf. Dabei die Spannung in Bauch und Beckenboden ein wenig lockern.

> Nach der letzten Wiederholung kehren Sie für acht Sekunden in die Endstellung zurück und halten die Muskelspannung. Atmen Sie ruhig weiter. Dann setzen Sie den Fuß langsam wieder auf den Boden auf.

> Lassen Sie auch Ihr Becken wieder auf die Unterlage sinken. Strecken Sie die Beine, und schütteln Sie sie kurz aus. Dann entspannen Sie sie einige Atemzüge lang, bevor Sie die Übung mit dem anderen Bein wiederholen.

## Bitte beachten Sie

>> Achten Sie darauf, dass Ihr Becken während der Übung weder nach unten noch zur Seite absinkt – halten Sie während der gesamten Übung die Rücken- und Bauchmuskeln gespannt.

>> Atmen Sie während der Übung ruhig und gleichmäßig weiter, ohne die Luft anzuhalten.

>> Üben Sie auf keinen Fall mit Schwung, sondern heben Sie Ihr Bein langsam und kontrolliert in die Höhe.

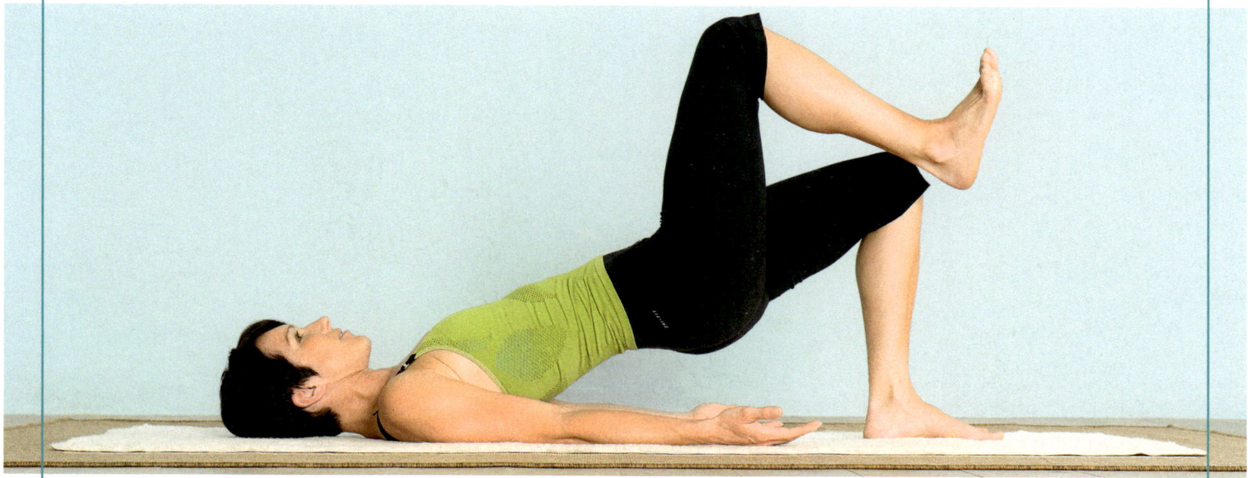

## Knieheben

### Was zeichnet diese Übung aus?

Auch diese Übung bringt nicht nur den Bauch in Form, sondern zusätzlich auch die Muskeln des Rückens und des Beckenbodens. Sie sollten sie daher regelmäßig in Ihr Trainingsprogramm aufnehmen.

### Ausgangsstellung

> Diese Übung wird im Vierfüßlerstand durchgeführt. Am besten üben Sie auf dem Boden, auf einer rutschfesten, leicht gepolsterten Unterlage.

> Lassen Sie sich auf Ihre Knie und Handflächen nieder. Ihre Hände befinden sich senkrecht unter Ihren Schultern, die Fingerspitzen zeigen schräg nach vorne. Drücken Sie die Ellbogen nicht völlig durch, um die Gelenke zu schonen.

> Ihre Knie stehen hüftbreit geöffnet senkrecht unter Ihrem Becken. Ihre Unterschenkel liegen parallel nebeneinander, und Ihre Füße sind gestreckt.

> Halten Sie Ihren Rücken und Kopf gerade, sodass der Kopf die natürliche Verlängerung der Wirbelsäule bildet. Ihr Blick ist auf den Boden gerichtet. Spannen Sie leicht die Muskeln von Bauch und Po an, atmen Sie dabei ruhig weiter.

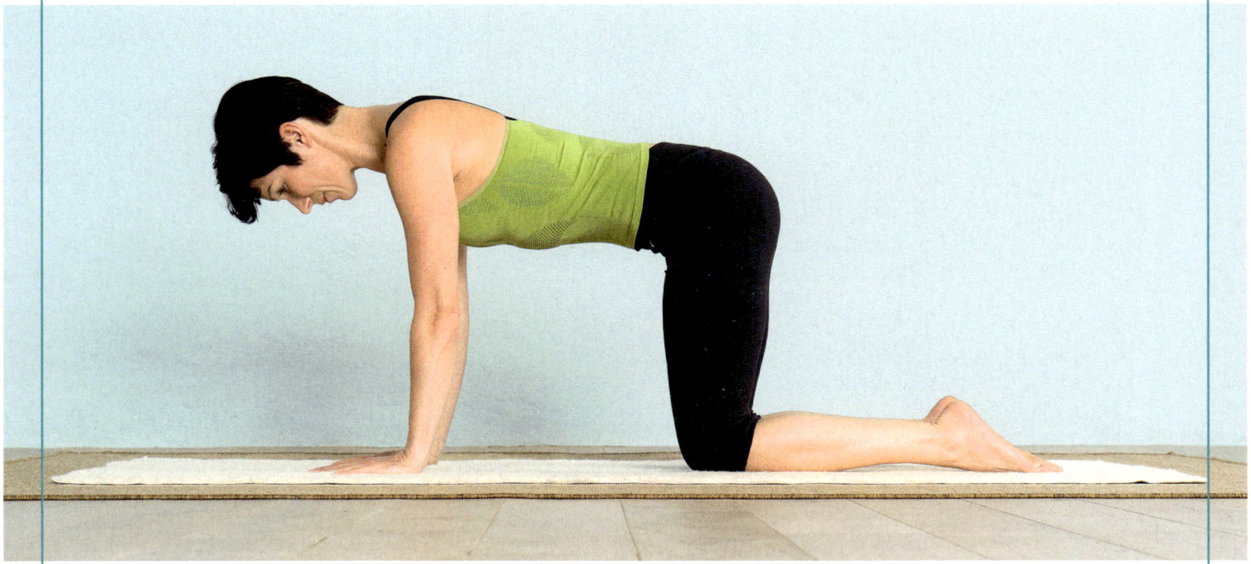

### So wird's gemacht

> Atmen Sie aus, und heben Sie dabei Ihre Knie ein Stück vom Boden ab, sodass Ihr Gewicht nur noch auf Ihren Händen und Ihren Fußrücken ruht.

> Während Sie einatmen, lassen Sie Ihre Knie langsam wieder sinken, setzen sie jedoch nicht ab.

> Am Ende der letzten Wiederholung heben Sie Ihre Knie nochmals in die Endstellung. Halten Sie die Muskelspannung acht Sekunden lang, und atmen Sie währenddessen langsam und gleichmäßig weiter.

> Danach setzen Sie Ihre Knie wieder auf dem Boden auf. Legen Sie sich bequem auf den Rücken, und entspannen Sie sich einige Atemzüge lang.

### Bitte beachten Sie

>> Führen Sie die Bewegung langsam und ohne Schwung durch, heben Sie Ihre Knie nur durch Muskelkraft vom Boden.

>> Rücken und Kopf bleiben während der Übung auf einer Linie. Achten Sie darauf, die Schultern nicht hochzuziehen.

>> Bei Beschwerden im Bereich der Knie oder Füße empfiehlt es sich, ein weiches Kissen unterzulegen.

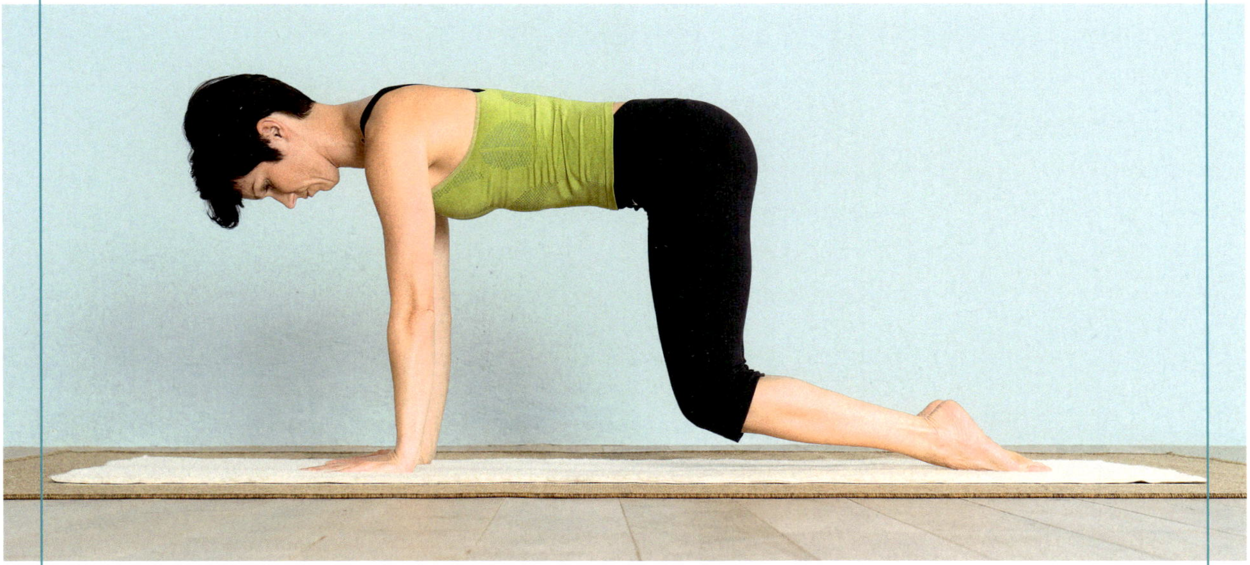

# Die Waage

## Was zeichnet diese Übung aus?

Diese Übung ist eine Herausforderung für Ihre Bauchmuskeln, vor allem für deren tiefere Schichten. Sie können sie gut an Ihren jeweiligen Trainingsstand anpassen, da die Übung umso schwieriger wird, je weiter Sie die Beine nach vorne strecken.

## Ausgangsstellung

> Die Übung wird im Liegen durchgeführt. Wichtig ist eine feste, aber gepolsterte Unterlage.

> Strecken Sie sich auf dem Rücken aus. Winkeln Sie Ihre Beine an, und ziehen Sie die Knie zur Brust. Ihre Unterschenkel sind eng geschlossen und bilden eine waagerechte Fläche, auf die Sie nun nahe den Füßen ein kleines Kissen legen.

> Verschränken Sie Ihre Finger unter Ihrem Kopf. Ihre Ellbogen liegen seitlich auf dem Boden auf. Ziehen Sie Ihr Kinn zurück, um den Nacken zu strecken.

> Spannen Sie Ihre Bauchmuskeln und den Beckenboden an, und drücken Sie Ihren unteren Rücken fest gegen die Unterlage.

## So wird's gemacht

> Beim Ausatmen schieben Sie nun Ihre Füße von sich weg, sodass sich die Beine leicht strecken. Ihre Unterschenkel bleiben dabei waagerecht und halten das Kissen in der Balance. Strecken Sie die Beine nur so weit, wie es Ihnen möglich ist, ohne dass sich Ihr unterer Rücken von der Unterlage löst.

> Beim Einatmen ziehen Sie die Beine wieder zurück in die Ausgangsstellung.

> Am Ende der letzten Wiederholung gehen Sie nochmals für acht Sekunden in die Endstellung. Atmen Sie während dieser Zeit ruhig und gleichmäßig weiter. Danach lösen Sie die Stellung auf, legen das Kissen beiseite und strecken sich bequem auf dem Boden aus. Atmen Sie tief bis in den Bauch, und nehmen Sie sich einige Augenblicke Zeit zum Entspannen.

### Bitte beachten Sie

>> Achten Sie darauf, dass Ihr unterer Rücken während der gesamten Übung festen Kontakt mit der Unterlage hat. Strecken Sie Ihre Beine nur so weit nach vorne, wie es möglich ist, ohne dass sich Ihr Bauch nach oben wölbt oder ein Hohlkreuz entsteht.

>> Spannen Sie während der Übung kräftig die Bauchmuskeln an, indem Sie Ihren Bauchnabel fest nach innen ziehen, und aktivieren Sie Ihren Beckenboden.

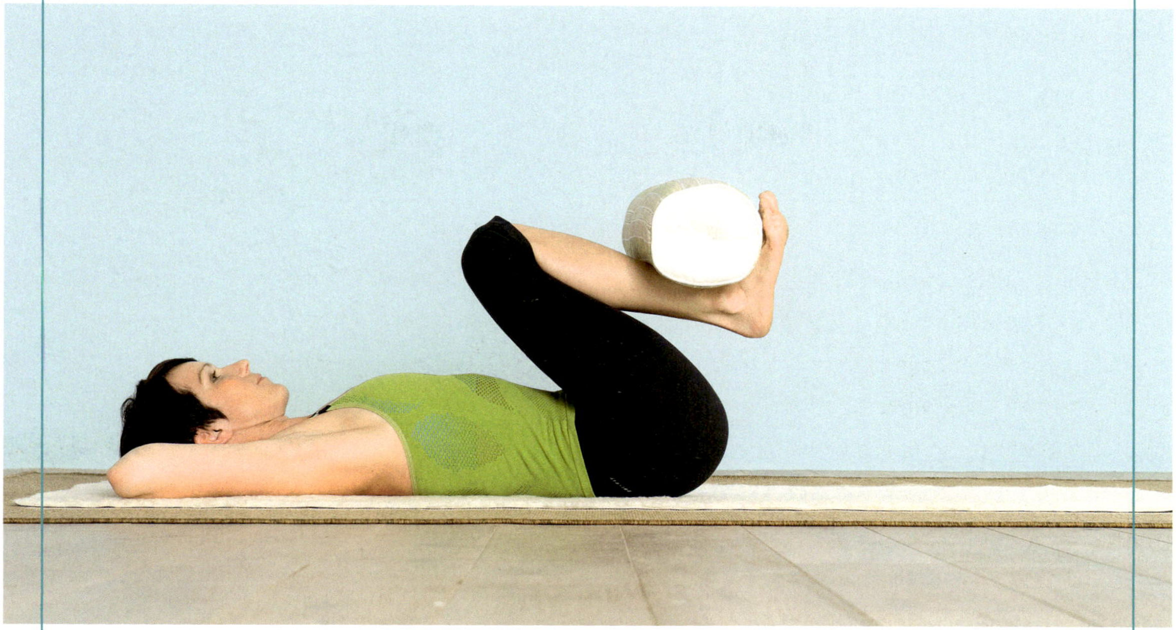

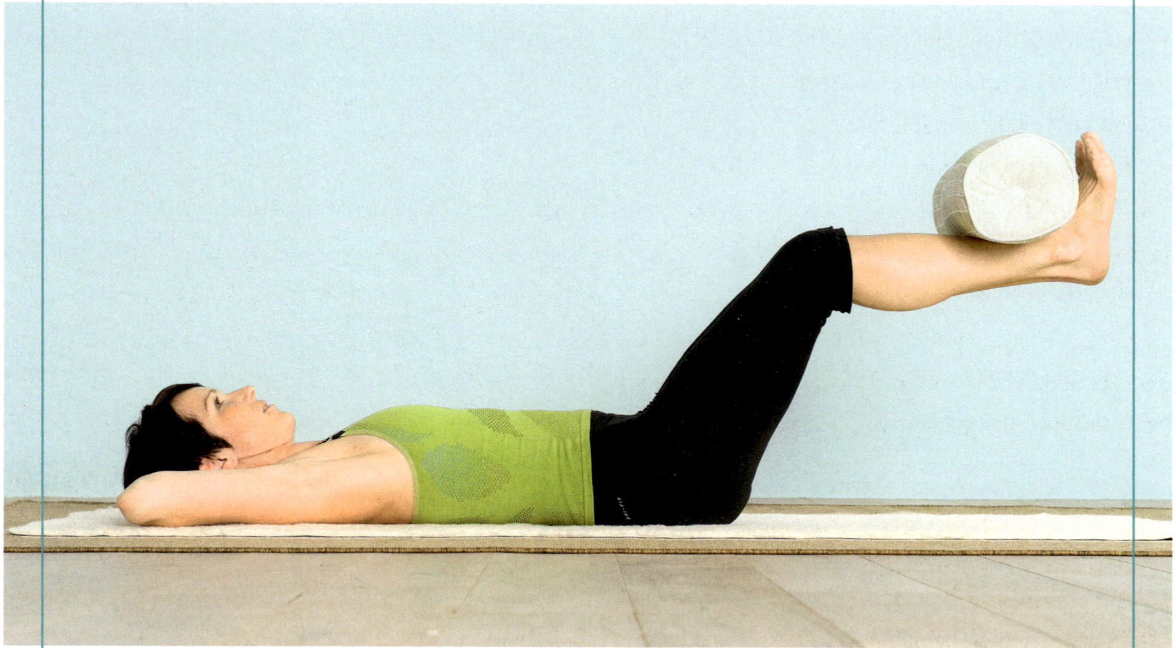

# Das Brett

## Was zeichnet diese Übung aus?

Das Brett ist eine hervorragende Ausgleichsübung, die die gesamte Rumpfmuskulatur stärkt und Sie vor einem zu einseitigen Training bewahrt. Nehmen Sie die Übung daher am besten regelmäßig in Ihr Bauchweg-Programm auf.

## Ausgangsstellung

> Bei dieser Übung beginnen Sie in der Bauchlage. Verwenden Sie nach Möglichkeit eine stabile, gepolsterte Unterlage.

> Legen Sie sich auf den Bauch, und strecken Sie die Beine aus. Ihre Füße sind etwa hüftbreit geöffnet. Stellen Sie Ihre Zehen auf.

> Stützen Sie sich mit den Ellbogen senkrecht unter Ihren Schultern ab. Ihre Unterarme liegen nach vorne gestreckt parallel nebeneinander, Ihre Handflächen weisen zum Boden.

> Halten Sie Ihren Kopf in natürlicher Verlängerung der Wirbelsäule. Ziehen Sie leicht Ihr Kinn zurück, um Ihren Nacken zu strecken. Ihr Blick ist auf den Boden gerichtet.

## So wird's gemacht

> Spannen Sie Ihre Bauch-, Beckenboden- und Pomuskeln an, halten Sie Ihre Beine gestreckt und heben Sie mit dem Ausatmen Bauch, Becken und Beine vom Boden, bis Ihr gesamter Körper eine gerade Linie bildet.

> Atmen Sie gleichmäßig weiter, und versuchen Sie die Position acht Sekunden lang zu halten. Danach lassen Sie Ihren Körper langsam wieder auf den Boden sinken.

> Rollen Sie sich auf den Rücken, und entspannen Sie sich einige Atemzüge lang. Wenn Sie möchten, können Sie die Übung nach einer Pause nochmals wiederholen.

## Bitte beachten Sie

>> Legen Sie Ihren Kopf keinesfalls in den Nacken – Ihr Blick bleibt gerade nach unten gerichtet.

>> Achten Sie darauf, dass Beine, Becken und Oberkörper auf einer Linie bleiben. Heben Sie Ihr Becken nicht zu weit an, und halten Sie die Beine gerade ausgestreckt.

>> Spannen Sie die Bauchmuskeln während der Übung bewusst kräftig an. Das hilft Ihnen auch dabei, ein Hohlkreuz zu vermeiden.

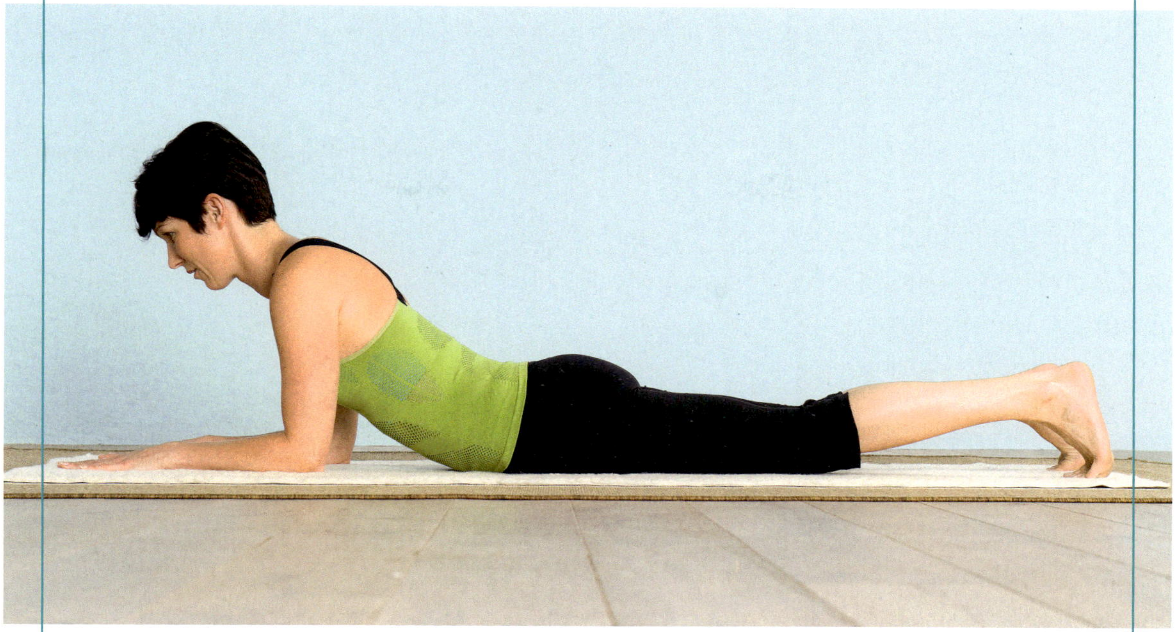

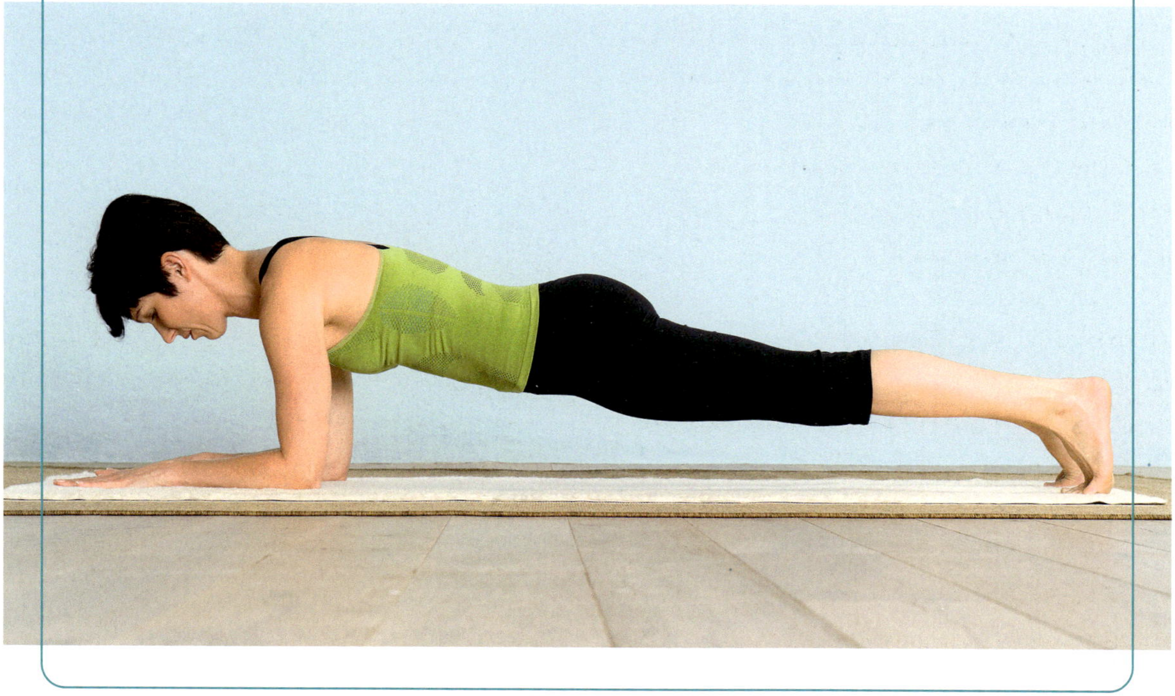

# Seitheben im Liegen

## Was zeichnet diese Übung aus?

Mit dieser Übung trainieren Sie die gesamte seitliche Rumpfmuskulatur. Sie bringt neben der Taille auch die Außenseiten der Oberschenkel, den Po und die Hüften in Form.

## Ausgangsstellung

> Die Übung wird in der Seitenlage durchgeführt. Ich empfehle dafür eine gepolsterte, aber nicht zu weiche Unterlage, auf der Sie nicht so leicht ins Kippen kommen.

> Legen Sie sich auf Ihre rechte Seite. Ihre Beine liegen eng geschlossen übereinander und sind gerade ausgestreckt. Ihre Fußspitzen zeigen nach vorne.

> Strecken Sie Ihren rechten Arm in Verlängerung Ihres Körpers aus und legen Sie den Kopf darauf ab. Den linken Arm winkeln Sie vor dem Körper an, sodass Sie sich mit der Hand abstützen können.

> Spannen Sie die Muskeln von Bauch, Beckenboden und Po leicht an, um Ihren Körper zu stabilisieren und gestreckt zu halten.

## So wird's gemacht

> Atmen Sie aus, und heben Sie Ihre Beine geschlossen ein Stück vom Boden ab. Spannen Sie dabei Ihre Bauch- und Pomuskeln noch kräftiger an.

> Während Sie einatmen, lassen Sie Ihre Beine wieder bis dicht über den Boden sinken.

> Kehren Sie nach der letzten Wiederholung nochmals in die Endstellung zurück, und halten Sie die Muskelspannung acht Sekunden lang. Atmen Sie dabei tief und gleichmäßig weiter.

> Danach lassen Sie Ihre Beine ganz auf den Boden sinken. Rollen Sie sich bequem auf den Rücken und entspannen Sie sich einige Atemzüge lang. Im Anschluss wiederholen Sie die Übung zur anderen Seite.

### Bitte beachten Sie

>> Halten Sie während der gesamten Übung die Bauchmuskeln gespannt, um nicht ins Hohlkreuz zu fallen. Achten Sie darauf, mit dem Becken auch nicht nach hinten zu kippen.

>> Atmen Sie ruhig und gleichmäßig, halten Sie auf keinen Fall den Atem an.

>> Ihre Fußspitzen zeigen während der Übung stets gerade nach vorne, bitte drehen Sie sie weder nach oben noch nach unten.

>> Ihr Körper bildet die ganze Zeit über eine gerade Linie. Halten Sie Ihre Beine stets gerade gestreckt.

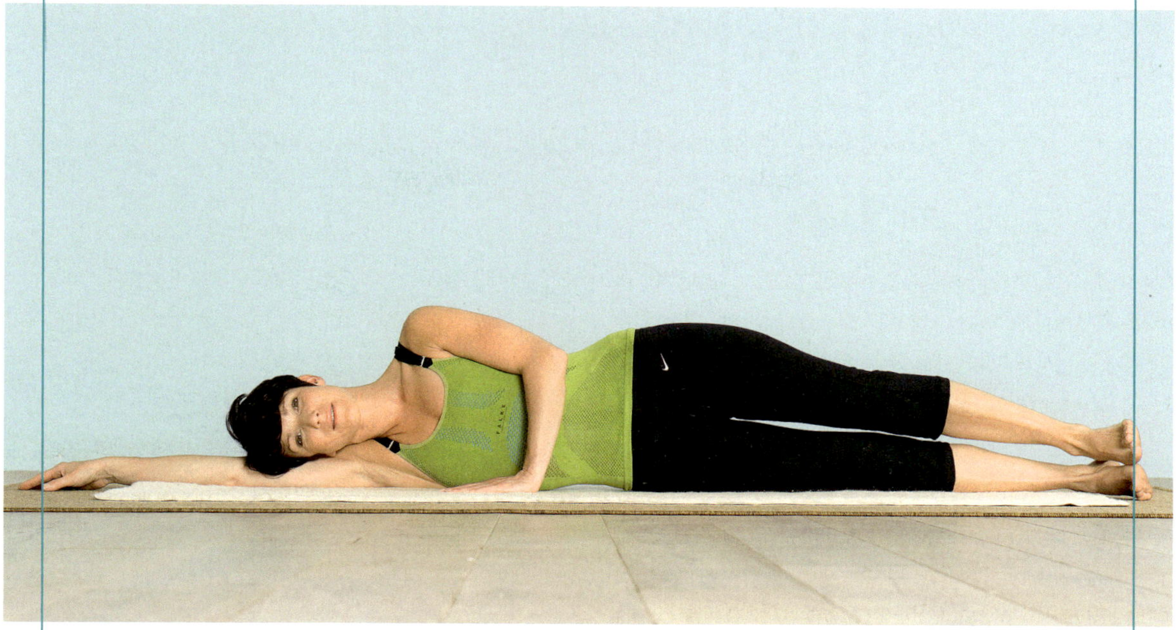

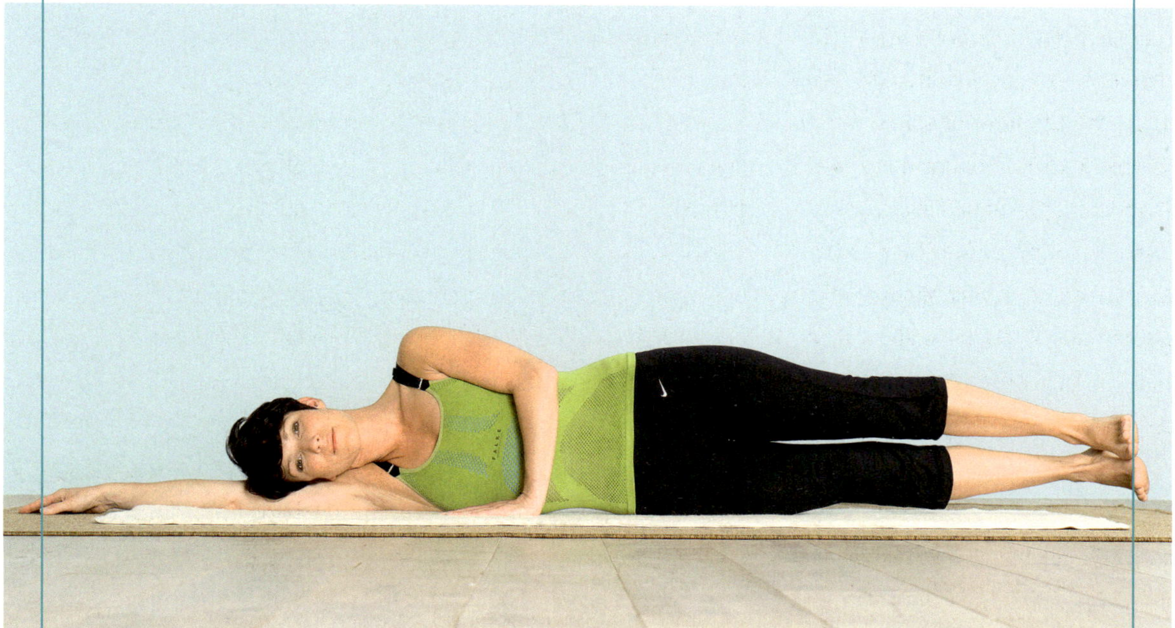

# Schräge Situps

## Was zeichnet diese Übung aus?

Diese Übung trainiert gezielt die schräge Bauchmuskulatur und ist eine gute Abwechslung zu den Seitlichen Situps. Durch die Haltung der Arme ist sie etwas anstrengender, wirkt aber auch intensiver.

## Ausgangsstellung

> Bei dieser Übung beginnen Sie in der Rückenlage. Stellen Sie die Füße auf, sodass Ihre Ober- und Unterschenkel in etwa einen 90-Grad-Winkel bilden. Ihre Beine sind geschlossen.

> Winkeln Sie Ihre Arme an, und legen Sie Ihre Fingerspitzen locker an den Hinterkopf. Öffnen Sie Ihre Arme weit, die Ellbogen weisen zu den Seiten.

> Kippen Sie Ihre Beine nun geschlossen so weit wie möglich nach rechts. Ihre linke Hüfte und Ihr linker Fuß lösen sich dabei vom Boden.

> Spannen Sie die Bauchmuskeln an, aktivieren Sie Ihren Beckenboden, und heben Sie Ihren Kopf und Ihre Schultern ein kleines Stückchen vom Boden ab. Ihr Blick ist schräg nach oben gerichtet.

## So wird's gemacht

> Atmen Sie aus, und heben Sie Kopf und Schultern dabei mit der Kraft Ihrer Bauchmuskeln noch ein Stück weiter an. Ihr Brustbein und Ihre Stirn streben dabei senkrecht nach oben. Vermeiden Sie es, bei der Muskelanspannung zu pressen.

> Beim Einatmen lassen Sie sich wieder bis dicht über den Boden absinken, ohne diesen jedoch ganz zu berühren.

> Nach der letzten Wiederholung heben Sie Kopf und Schultern nochmals hoch in die Endstellung. Halten Sie diese zum Abschluss acht Sekunden lang. Lassen Sie Ihren Atem dabei stets ruhig und natürlich weiterfließen.

> Zuletzt legen Sie Schultern und Kopf wieder auf dem Boden ab und lösen die Stellung auf. Strecken Sie Ihre Arme und Beine bequem aus, und entspannen Sie sich ein wenig, bevor Sie die Übung mit nach links gekippten Beinen wiederholen.

### Bitte beachten Sie

>> Ihre Schultern und Arme bleiben während der Übung stets gerade, achten Sie darauf, sie nicht unwillkürlich zur Seite zu drehen.

>> Führen Sie die Bewegung langsam und kontrolliert durch, nur mit der Kraft Ihrer Muskeln. Holen Sie die Kraft immer aus den Bauchmuskeln, ziehen Sie weder mit dem Kinn noch mit den Armen nach oben.

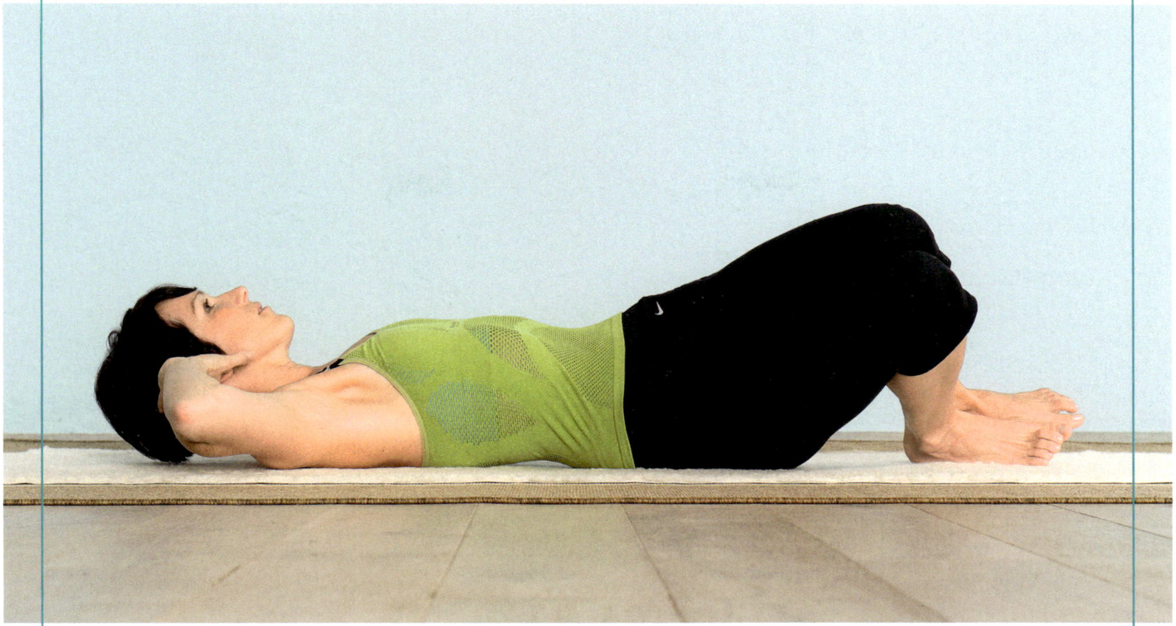

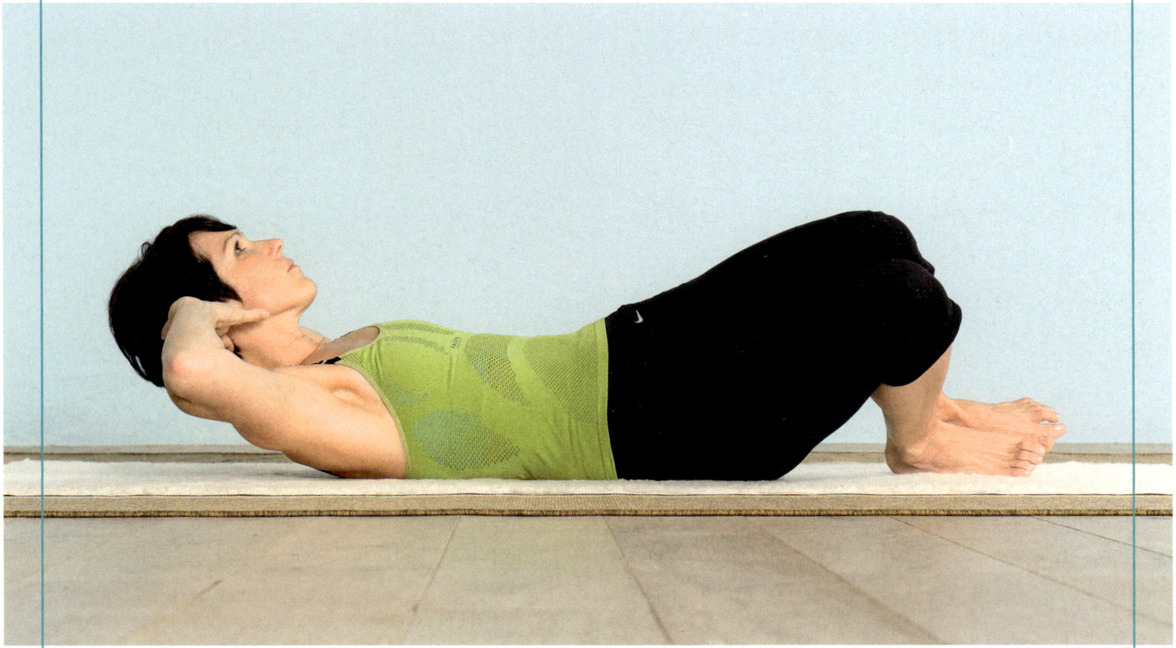

# Beinstrecken

## Was zeichnet diese Übung aus?

Diese Übung fördert neben Ihrer Muskelkraft auch die Körperbeherrschung. Sie ist eine interessante Abwechslung zu normalen Situps.

## Ausgangsstellung

> Die Übung wird im Liegen durchgeführt. Verwenden Sie eine gepolsterte Unterlage.

> Legen Sie sich auf den Rücken, und winkeln Sie die Beine an. Heben Sie die Beine, sodass sich Ihre Knie senkrecht über Ihrer Hüfte befinden. Ihre Ober- und Unterschenkel bilden dabei einen 90-Grad-Winkel, die Fußspitzen sind gerade nach vorn ausgestreckt.

> Heben Sie Ihre Arme, und legen Sie Ihre Hände flach gegen Ihre Knie. Ihre Ellbogen sind leicht angewinkelt und zeigen nach außen.

> Spannen Sie die Bauchmuskeln und den Beckenboden an, und drücken Sie Ihren unteren Rücken fest gegen den Boden. Heben Sie Ihren Kopf und Ihre Schultern ein kleines Stück an. Ihre Hände drücken nun leicht gegen Ihre Knie.

## So wird's gemacht

> Atmen Sie aus, und strecken Sie langsam Ihr linkes Bein in die Waagerechte aus, so weit es Ihnen möglich ist, ohne dass sich Ihr Bauch nach oben wölbt.

## Bitte beachten Sie

>> Die Übung wird umso intensiver, je weiter Sie das gestreckte Bein zu Boden senken. Achten Sie darauf, auf keinen Fall ins Hohlkreuz zu kommen.

>> Atmen Sie während der gesamten Übung ruhig und gleichmäßig.

>> Ziehen Sie nicht die Schultern zu den Ohren. Kopf und Schultern werden von der Rumpfmuskulatur angehoben, Hals und Schultern bleiben entspannt.

>> Ihre Hände drücken während der Übung stets leicht gegen das jeweils angewinkelte Knie, das diesem Druck entgegenhält.

> Beim Einatmen führen Sie das Bein in die Ausgangsstellung zurück. Dann wiederholen Sie die Bewegung beim nächsten Aus- und Einatmen mit dem rechten Bein.

> Wiederholen Sie diesen Ablauf mindestens vier Mal. Danach lösen Sie die Stellung auf und legen sich bequem auf den Rücken. Schütteln Sie Ihre Beine kurz aus, und entspannen Sie einige Atemzüge lang.

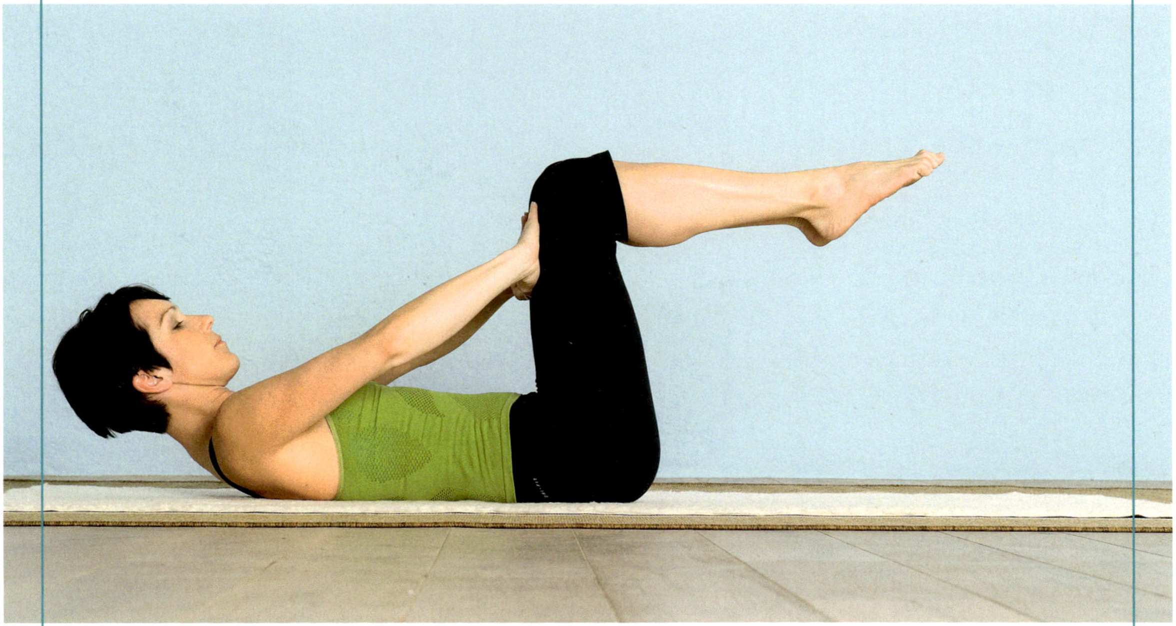

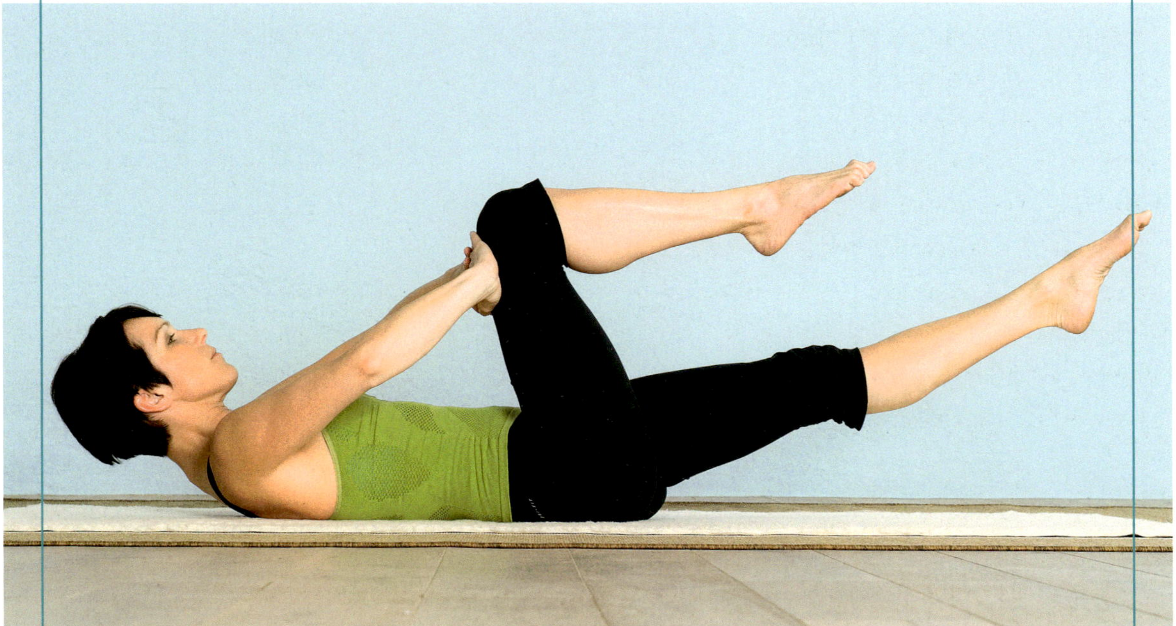

# Ellbogen-Knie-Situps

### Was zeichnet diese Übung aus?

Diese Übung trainiert die geraden und schrägen Anteile der Bauchmuskulatur gleichermaßen. Richtig durchgeführt ist sie ganz schön anstrengend, aber dafür auch sehr wirkungsvoll.

### Ausgangsstellung

> Bei dieser Übung beginnen Sie in Rückenlage. Ihr Kopf liegt in natürlicher Verlängerung der Wirbelsäule, Ihr Blick geht zur Decke. Stellen Sie die Füße auf. Die Beine sind geschlossen, Ober- und Unterschenkel bilden einen rechten Winkel.

> Winkeln Sie Ihre Arme an, und legen Sie Ihre Fingerspitzen locker an Ihren Hinterkopf. Öffnen Sie Ihre Arme, sodass Ihre Ellbogen zu den Seiten weisen.

> Spannen Sie Ihre Bauchmuskeln an, und aktivieren Sie Ihren Beckenboden. Heben Sie Ihre Beine, sodass sich Ihre Knie senkrecht über Ihrem Becken befinden. Heben Sie Ihren Kopf und Ihre Schultern ein kleines Stückchen vom Boden ab.

### So wird's gemacht

> Während Sie ausatmen, spannen Sie Ihre Bauchmuskeln weiter an und heben Ihre Schultern und Ihren Kopf noch etwas höher. Dabei führen Sie Ihren linken Ellbogen zu Ihrem rechten Knie.

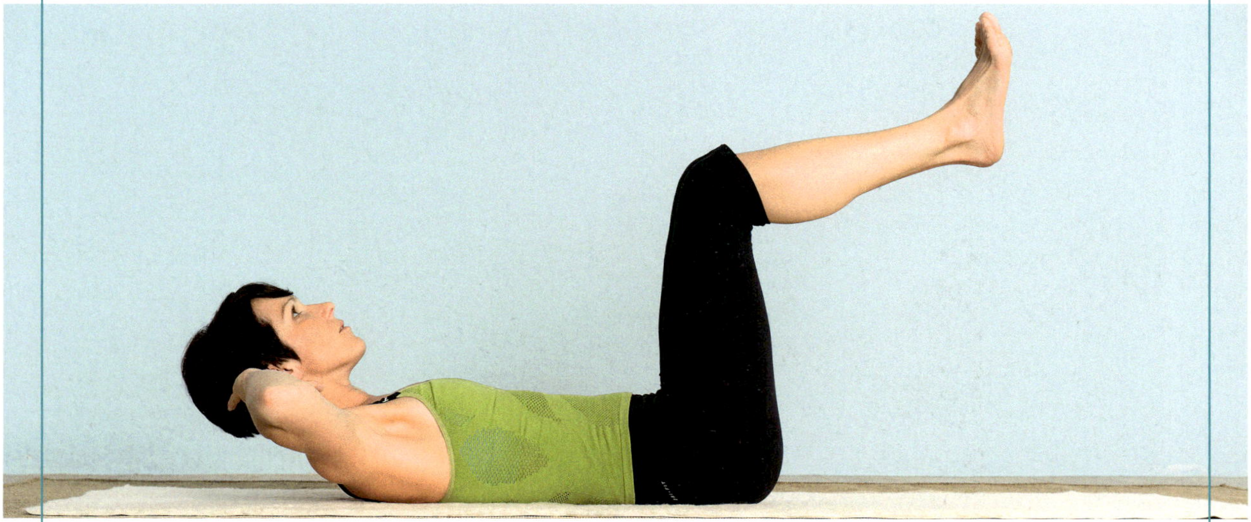

> Beim Einatmen senken Sie Schultern und Kopf wieder bis dicht über den Boden. Gleichzeitig lassen Sie auch Ihre Beine etwas sinken, stellen sie aber nicht ganz auf.

> Beim nächsten Einatmen führen Sie Ellbogen und Knie wieder zusammen. Ziehen Sie Ihre Knie aber nicht weiter als bis senkrecht über Ihr Becken an den Körper.

> Nach der letzten Wiederholung gehen Sie nochmals für acht Sekunden in die Endstellung und halten die Muskelspannung. Halten Sie dabei auf keinen Fall die Luft an, sondern atmen Sie ruhig weiter.

> Danach lösen Sie die Stellung auf. Strecken Sie sich aus und entspannen Sie sich einige Atemzüge lang, bevor Sie die Übung seitenverkehrt wiederholen.

## Bitte beachten Sie

>> Führen Sie die Übung niemals mit Schwung, sondern langsam und kontrolliert durch. Holen Sie Ihre Kraft aus der Bauchmuskulatur; Schultern und Hals bleiben dabei entspannt.

>> Ziehen Sie die Beine nicht näher zur Brust, auch wenn die Übung dadurch leichter wird. Falls nötig, können Sie die isometrische Haltephase am Ende verkürzen, um die Übung einfacher zu machen.

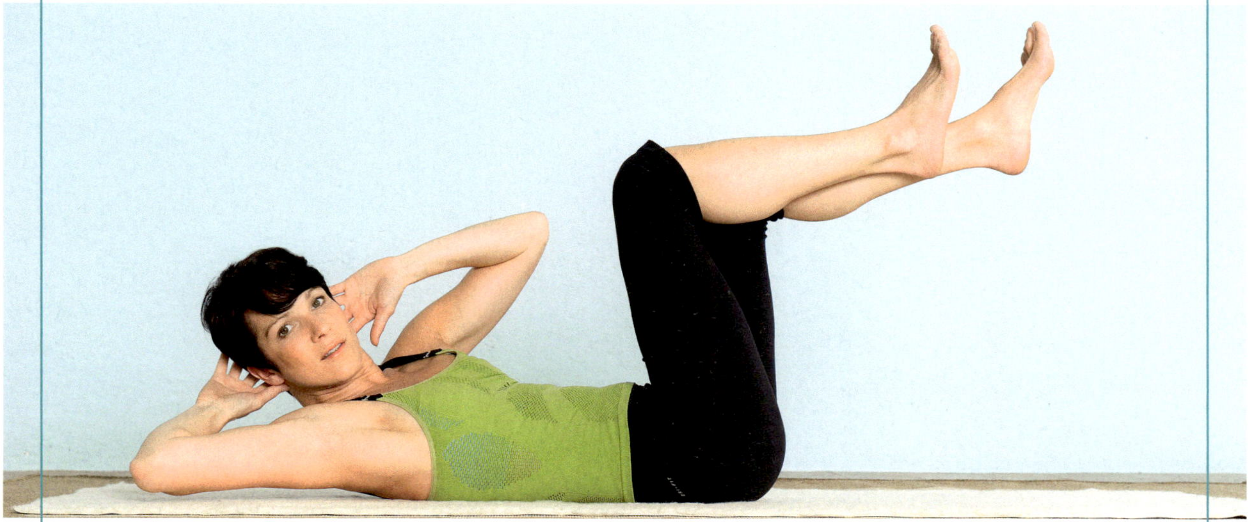

# Der Käfer

## Was zeichnet diese Übung aus?

Der Käfer trainiert neben der Muskelkraft auch die Bewegungskoordination. Ergänzen Sie ihn regelmäßig mit zusätzlichen Übungen, die auch die Muskeln an der Körperrückseite stärken.

## Ausgangsstellung

> Die Übung wird in der Rückenlage durchgeführt. Sorgen Sie für eine weiche, aber nicht zu nachgiebige Unterlage, auf der Sie stabil liegen.

> Legen Sie sich auf den Rücken, und strecken Sie Ihre Beine aus. Die Füße sind etwa hüftbreit geöffnet. Ihre gestreckten Arme liegen leicht geöffnet auf beiden Seiten des Kopfes.

> Spannen Sie Ihre Bauch- und Beckenbodenmuskeln an, und drücken Sie den unteren Rücken fest auf die Unterlage.

## So wird's gemacht

> Beim Ausatmen heben Sie Ihr rechtes Bein vom Boden, winkeln es an und ziehen die Ferse zum Körper. Das Knie dreht sich dabei nach außen. Gleichzeitig führen Sie die linke Hand über den Körper, sodass sie den rechten Ballen berührt. Der rechte Arm und das linke Bein bleiben weit ausgestreckt, das Bein hebt sich vom Boden.

> Beim Einatmen führen Sie den Arm und das Bein wieder in die Ausgangsstellung zurück, legen sie jedoch nicht ganz auf dem Boden ab.

> Beim nächsten Ausatmen wiederholen Sie die Bewegung seitenverkehrt mit dem linken Bein und dem rechten Arm.

> Wiederholen Sie den gesamten Ablauf mindestens vier Mal. Danach legen Sie Ihre Arme, Beine sowie Kopf und Schultern langsam wieder auf dem Boden ab. Schütteln Sie Arme und Beine kurz aus, atmen Sie tief bis in den Bauch und bleiben Sie noch etwas liegen, um sich zu entspannen.

## Bitte beachten Sie

>> Halten Sie Kopf und Schultern während der Übung stets ein Stück über dem Boden, die Schulterblätter sollten nicht ganz aufliegen.

>> Drücken Sie Ihren unteren Rücken fest auf den Boden, und achten Sie darauf, nicht ins Hohlkreuz zu fallen.

>> Führen Sie alle Bewegungen langsam und fließend durch. Machen Sie lieber weniger Wiederholungen, aber dafür mit dem korrekten Bewegungsablauf.

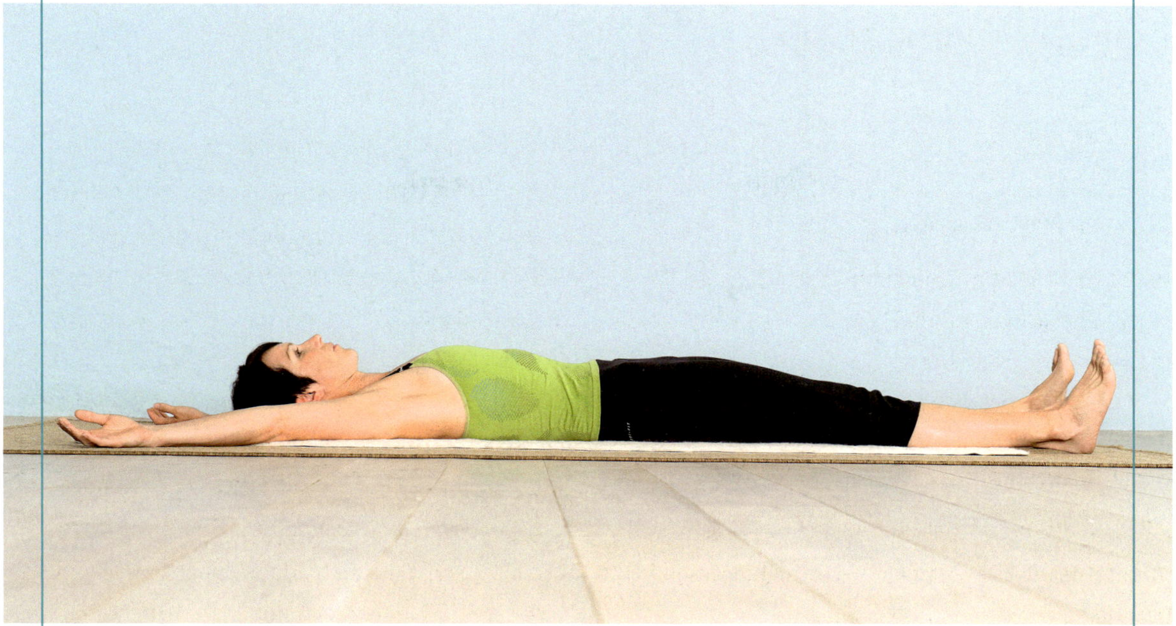

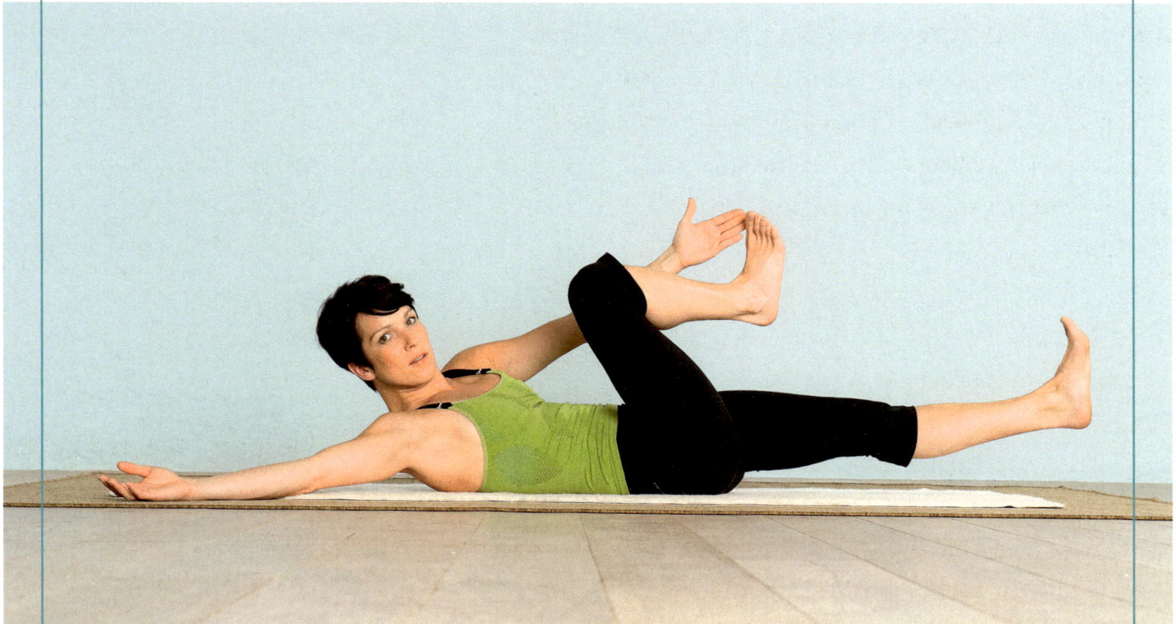

## Der Flieger

### Was zeichnet diese Übung aus?

Der Flieger trainiert vor allem die seitlichen Bauchmuskeln. Außerdem ist er ein gutes Training für den Gleichgewichtssinn und die Körperspannung.

### Ausgangsstellung

> Sie beginnen die Übung in der Seitenlage. Empfehlenswert ist eine rutschfeste, gepolsterte Unterlage. Halten Sie genügend Abstand zu allen Möbelecken, falls Sie doch das Gleichgewicht verlieren.

> Legen Sie sich auf Ihre rechte Körperseite. Ihre Beine sind geschlossen und liegen übereinander.

> Stützen Sie sich mit dem rechten Unterarm senkrecht unterhalb Ihrer Schulter ab. Drücken Sie sich dabei aktiv mit der Schulter hoch. Der Unterarm liegt im rechten Winkel zum Körper, die Handfläche weist nach unten.

> Halten Sie Ihren Kopf in natürlicher Verlängerung der Wirbelsäule. Ihr Blick ist geradeaus gerichtet.

> Spannen Sie Ihre Bauch-, Beckenboden- und Pomuskeln an. Heben Sie Ihr Becken und Ihre Beine, sodass Ihr gesamter Körper eine gerade Linie bildet. Ihr Gewicht ruht nur noch auf Ihrem rechten Fuß und Ihrem Unterarm.

> Strecken Sie den linken Arm senkrecht nach oben.

### So wird's gemacht

> Atmen Sie aus, und heben Sie dabei Ihr linkes Bein bis in die Waagerechte an. Spannen Sie Ihre Rumpfmuskulatur dabei noch stärker an, um Ihren Körper zu stabilisieren.

> Beim Einatmen senken Sie das Bein wieder in die Ausgangsposition, legen es aber nicht ganz ab.

> Nach der letzten Wiederholung heben Sie Ihr Bein nochmals in die Endstellung und halten diese für acht Sekunden. Atmen Sie dabei gleichmäßig weiter.

> Danach legen Sie Ihr Bein wieder ab und lösen die Stellung auf. Legen Sie sich bequem auf den Rücken, und nehmen Sie sich etwas Zeit zum Entspannen, bevor Sie die Übung zur anderen Seite wiederholen.

### Bitte beachten Sie

>> Achten Sie darauf, dass Beine, Becken und Oberkörper während der Übung eine gerade Linie bilden. Lassen Sie Ihr Becken weder vor- noch zurückkippen.

>> Lassen Sie Ihren Körper während der Übung nicht auf Ihre Schulter sinken, sondern drücken Sie sich aktiv hoch. Bei Beschwerden im Bereich der Schultern sollten Sie auf diese Übung verzichten.

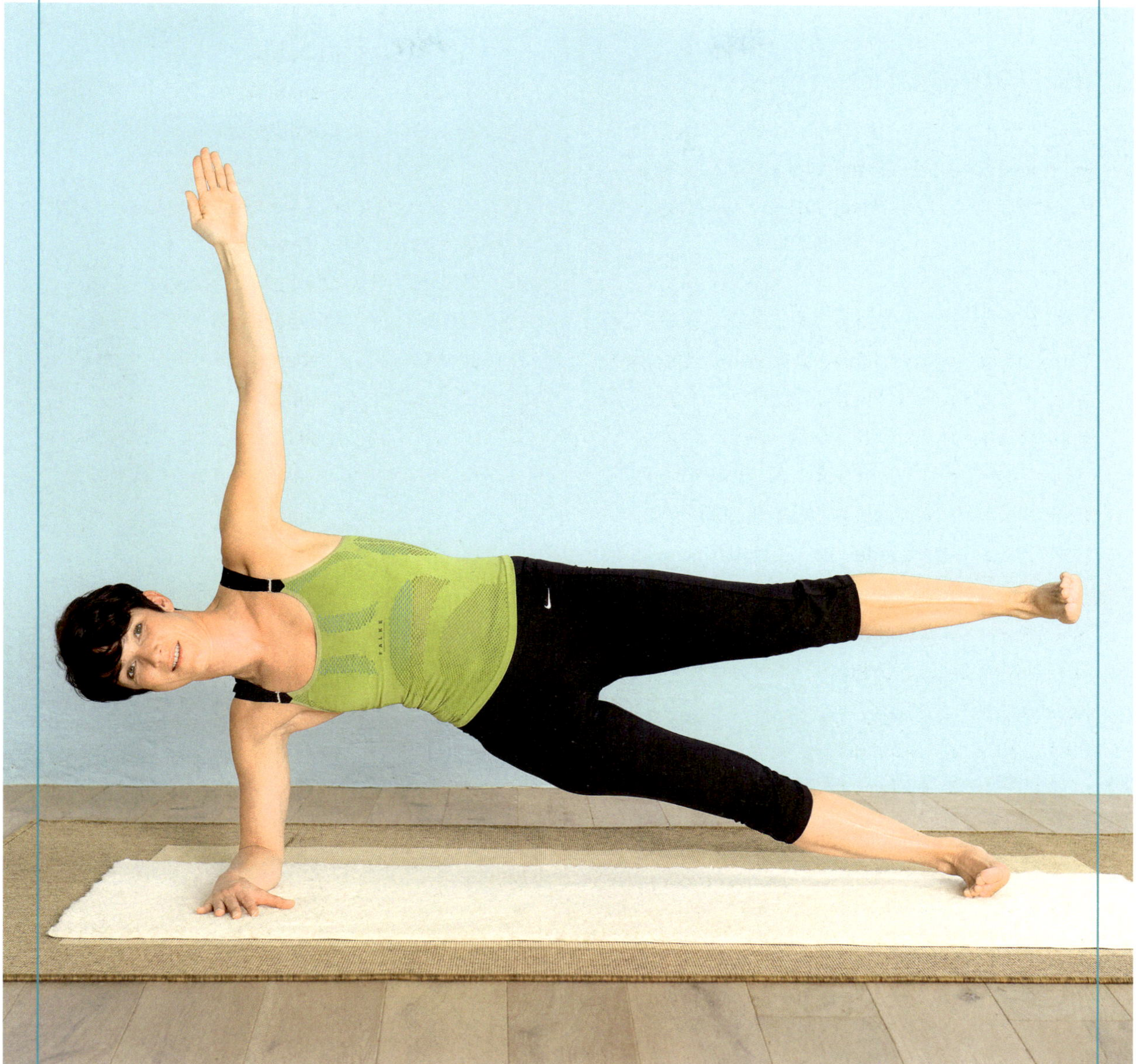

# Die Tänzerin

## Was zeichnet diese Übung aus?

Obwohl die Bewegung bei dieser Übung nur sehr klein ist, müssen die Muskeln jede Menge Arbeit leisten. Dabei werden vor allem die unteren Bereiche der Bauchmuskulatur intensiv trainiert.

## Ausgangsstellung

> Die Übung wird im Liegen durchgeführt. Verwenden Sie als Unterlage eine Übungsmatte oder einen dicken Teppich, um Ihren Rücken zu schonen.
> Legen Sie sich auf den Rücken. Ihr Kopf liegt in natürlicher Verlängerung der Wirbelsäule, Ihr Blick ist während der gesamten Übung gerade nach oben gerichtet. Ziehen Sie leicht das Kinn zurück, um Ihren Nacken gedehnt zu halten.
> Legen Sie Ihre Arme seitlich neben Ihren Kopf. Die Ellbogen sind leicht angewinkelt, die Handflächen zeigen zum Kopf – ganz wie bei einer Tänzerin.
> Ziehen Sie Ihre Knie zur Brust, damit Ihr unterer Rücken vollständig auf der Unterlage aufliegt. Dann strecken Sie die Beine zur Decke. Überkreuzen Sie Ihre Knöchel. Ihre Füße sind gestreckt und leicht nach außen gedreht.
> Spannen Sie Ihre Bauchmuskeln an, aktivieren Sie Ihren Beckenboden und drücken Sie Ihren unteren Rücken fest gegen die Unterlage.

## So wird's gemacht

> Atmen Sie aus, spannen Sie Ihre Bauchmuskeln noch stärker an und heben Sie Ihren Po langsam ein kleines Stück vom Boden. Ihre Beine ziehen dabei senkrecht in Richtung Zimmerdecke.
> Beim Einatmen lassen Sie Ihren Po langsam wieder in die Ausgangsstellung sinken.
> Am Ende der letzten Wiederholung heben Sie Ihren Po nochmals an und halten die Muskelspannung acht Sekunden lang. Atmen Sie währenddessen ganz ruhig und gleichmäßig weiter.

### Bitte beachten Sie

>> Nur mit starken Bauchmuskeln ist es wirklich möglich, den Po merklich vom Boden zu heben. Doch auch der Versuch sorgt schon für so viel Muskelspannung, dass das Training wirksam ist.
>> Falls Sie Ihre Beine nicht völlig strecken können, genügt es, sie so weit zu strecken wie möglich. Die Knie sollten sich dann in etwa oberhalb des Bauchnabels befinden. Die Übung ist zwar umso leichter, je stärker die Beine angewinkelt sind, aber dann leider nicht mehr so wirkungsvoll.

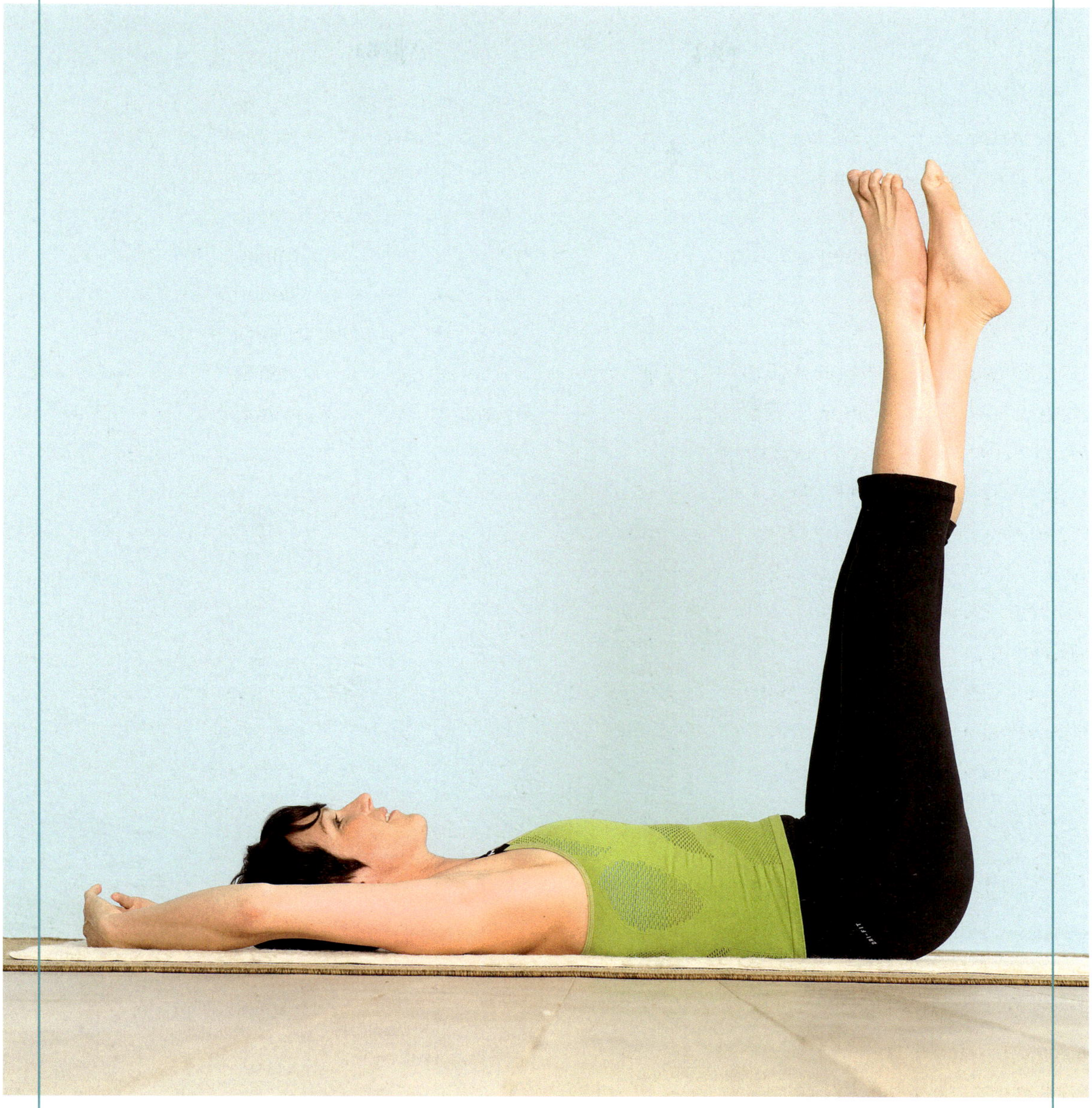

## Im Kamelgang

### Was zeichnet diese Übung aus?

Diese Übung ist nicht nur ein prima Training für Ihre Bauchmuskeln, sondern sie verbessert auch die Bewegungskoordination.

### Ausgangsstellung

> Die Übung wird in der Rückenlage durchgeführt. Ihr Kopf liegt in natürlicher Verlängerung der Wirbelsäule, und Ihr Blick ist nach oben gerichtet. Ziehen Sie das Kinn zurück, um den Nacken zu dehnen.

> Strecken Sie Ihre Arme senkrecht nach oben. Ihre Fingerspitzen zeigen zur Decke, und die Handflächen weisen zueinander.

> Ziehen Sie die Knie zur Brust, damit Ihr unterer Rücken ganz auf der Unterlage aufliegt. Dann strecken Sie die Beine senkrecht nach oben. Ihre Füße sind angewinkelt, als würden Sie an der Zimmerdecke laufen wollen, die Beine sind etwa hüftbreit geöffnet.

> Spannen Sie Ihre Bauchmuskeln und Ihren Beckenboden an, und lösen Sie Ihren Kopf und Ihre Schultern ein kleines Stück vom Boden.

### So wird's gemacht

> Atmen Sie aus, und führen Sie dabei Ihren linken Arm und Ihr linkes Bein gestreckt nach vorne in Richtung Ihres Kopfes. Gleichzeitig senken Sie Ihren rechten Arm und Ihr rechtes Bein ebenso weit in die entgegengesetzte Richtung.

> Beim Einatmen kehren Sie mit Armen und Beinen wieder in die Ausgangsstellung zurück.

> Beim nächsten Ausatmen führen Sie dieselbe Bewegung seitenverkehrt durch. Atmen Sie während des Bewegungsablaufs gleichmäßig und ruhig in Ihrem Rhythmus weiter.

> Wiederholen Sie den gesamten Ablauf mit flüssigen Bewegungen mindestens acht Mal. Danach lösen Sie die Stellung auf. Legen Sie sich bequem auf den Rücken, schütteln Sie Arme und Beine kurz aus und nehmen Sie sich einige tiefe Atemzüge lang Zeit, um sich zu entspannen.

### Bitte beachten Sie

>> Führen Sie die Bewegungen langsam und gleichmäßig im Rhythmus mit Ihrem Atem durch.

>> Achten Sie darauf, dass Ihr unterer Rücken während der gesamten Übung festen Kontakt mit der Unterlage hat, und dass Ihre Schultern nicht unwillkürlich absinken.

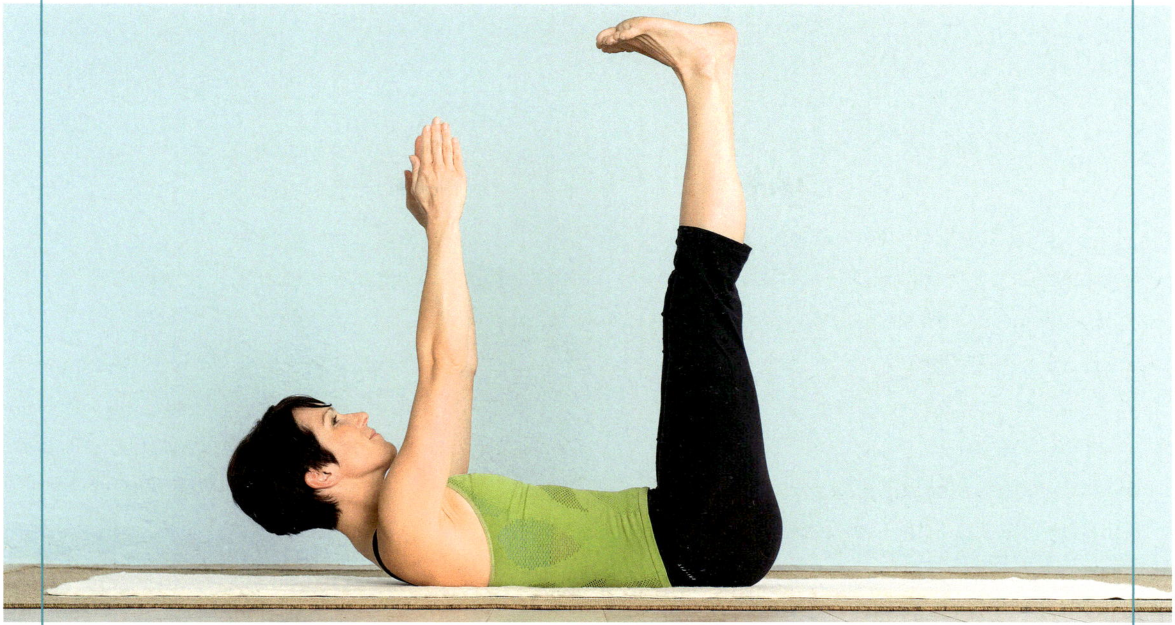

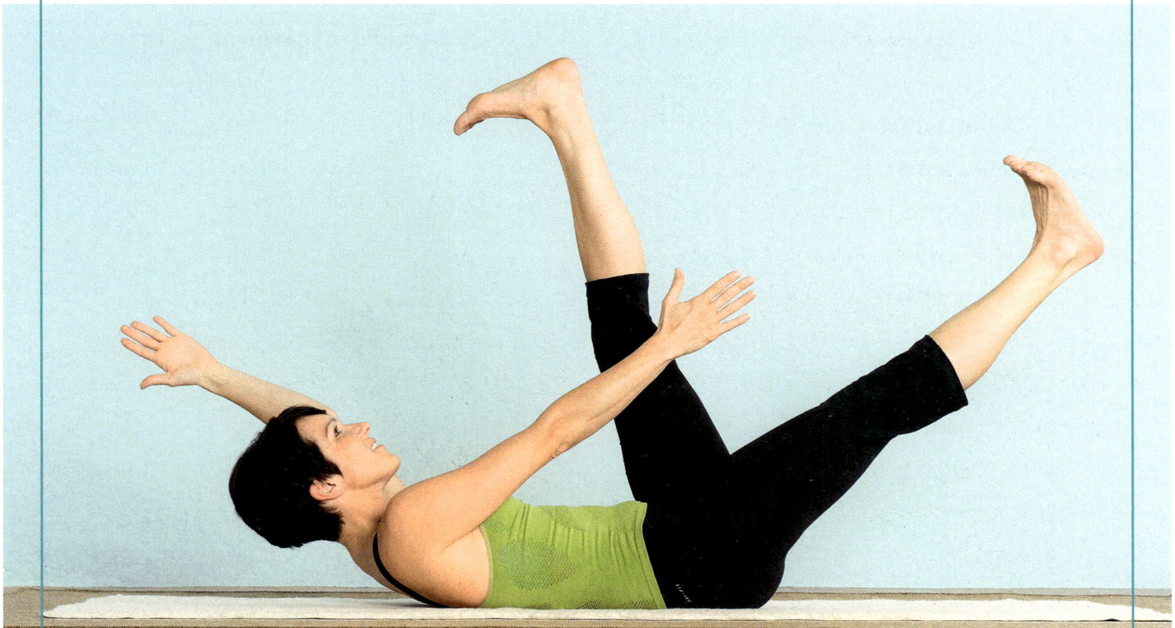

# Bauch-weg-Schnellprogramme

Die Bauch-weg-Quickies bieten Ihnen einfache und wirkungsvolle Übungen, die Sie jederzeit kurz in Ihren Alltag einfügen können. Noch besser ist es, wenn Sie sich kleine Übungsprogramme zusammenstellen, die Sie regelmäßig zwei bis drei Mal pro Woche durchführen – so werden Sie am schnellsten sichtbare Erfolge erzielen. Sinnvoll ist, dabei mindestens drei bis vier Übungen miteinander zu kombinieren.

Achten Sie beim Zusammenstellen eines eigenen Workouts bitte besonders darauf, sich nicht zu überfordern: Auch wenn Sie einzelne Übungen mit hohem Schwierigkeitsgrad gut bewältigen, kann eine Kombination aus mehreren davon zuviel des Guten sein. Daher sollte jedes Übungsprogramm auch aus möglichst abwechslungsreichen Übungen bestehen, die alle Anteile der Bauchmuskulatur beanspruchen.

Die folgenden Schnellprogramme bieten Ihnen einige Vorschläge dazu, wie Ihr persönliches Trainingsprogramm aussehen kann. Sie können diese Vorschläge übernehmen oder sie als Orientierung bei der Zusammenstellung Ihrer individuellen Workouts nutzen. Die Übungen fordern Ihre Bauchmuskeln auch bei geringerer Intensität spürbar. Gönnen Sie sich daher nach jedem Bauch-weg-Quickie eine kurze Pause, in der Sie sich entspannen und tief durchatmen. Spüren Sie in dieser Zeit der Wirkung der Übung nach, und widmen Sie Ihre Aufmerksamkeit ganz Ihrem Bauchgefühl.

## Das Schnellprogramm für Anfänger

Dieses Programm ist für alle, die gerade erst mit dem Bauchtraining angefangen haben und mit einfachen Übungen erste Erfolge erzielen wollen.

## Das 5-Minuten-Programm

Wenn Sie schon erste Erfahrungen mit den Bauch-weg-Quickies gemacht haben und auch vor intensiveren Übungen nicht zurückschrecken, ist das 5-Minuten-Programm gut für Sie geeignet. Es berücksichtigt alle Anteile der Bauchmuskulatur und dauert dabei doch nur wenige Minuten.

## Das 10-Minuten-Programm

Das 10-Minuten-Programm ist ideal, wenn Ihre Bauchmuskulatur schon kräftiger ist und Sie sich etwas Zeit nehmen möchten, um sie umfassend zu trainieren. Je mehr Übungen ein Programm kombiniert, desto wichtiger ist es, den Schwierigkeitsgrad der einzelnen Übungen nicht zu hoch zu wählen und genügend Zeit für die Erholungsphasen einzuplanen.

## Das Schnellprogramm für Anfänger

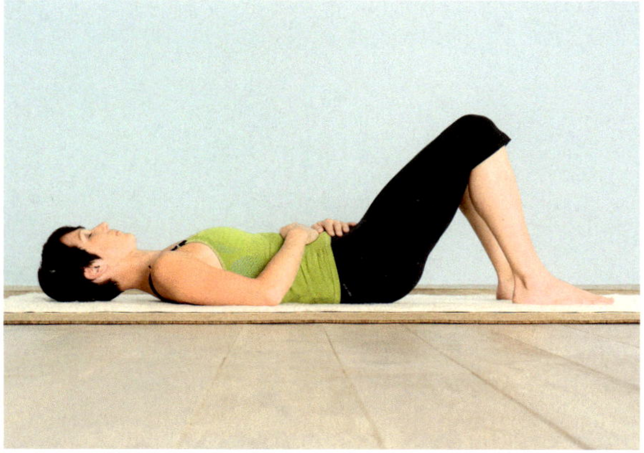

1. Den Bauch spüren (Seite 26/27)

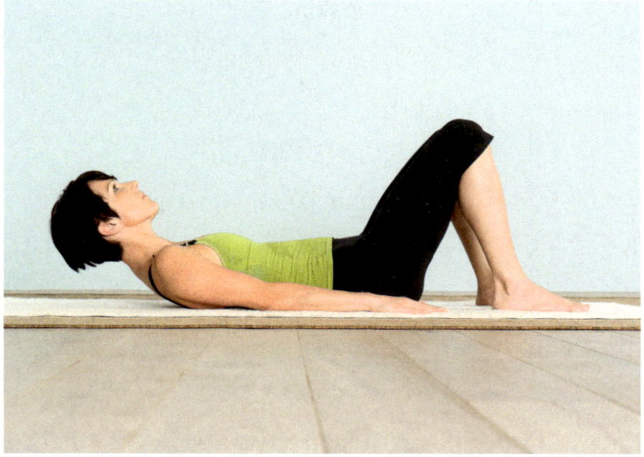

2. Gerade Situps (Seite 30/31)

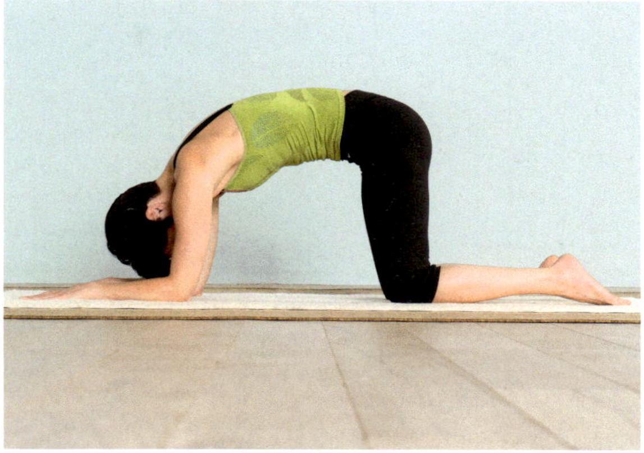

3. Katzenbuckel (Seite 32/33)

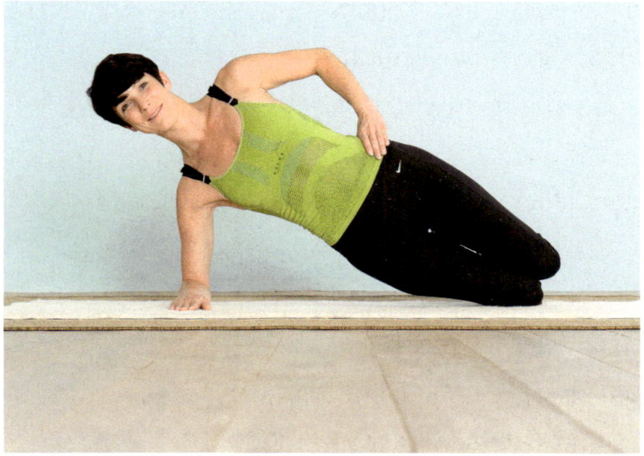

4. Seitstütz (Seite 36/37)

## Das 5-Minuten-Programm

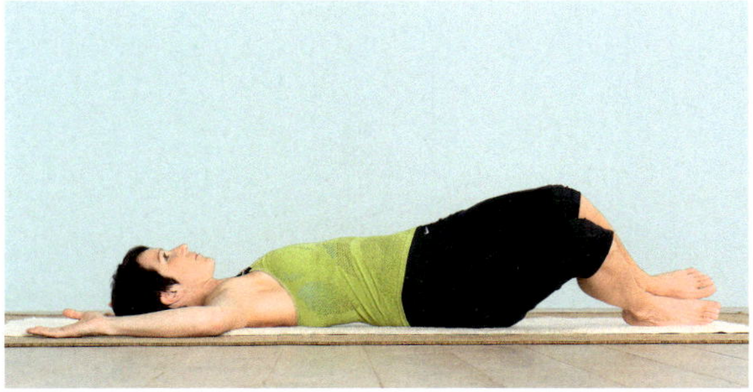

1. Hüftrollen (Seite 42/43)

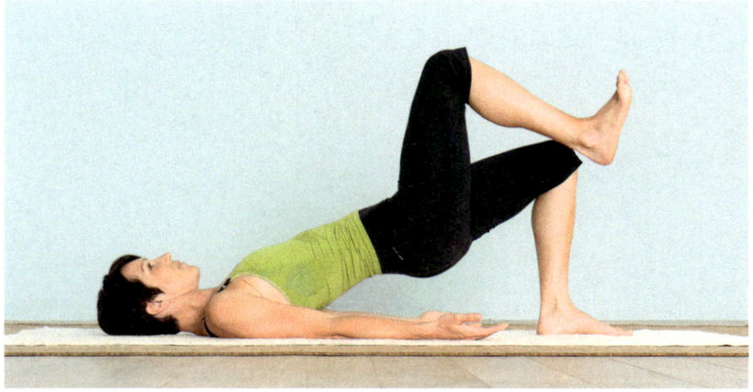

2. Die Brücke (Seite 50/51)

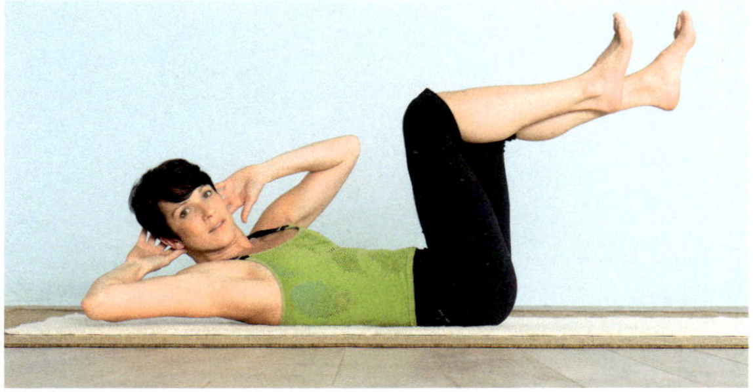

3. Ellbogen-Knie-Situps (Seite 64/65)

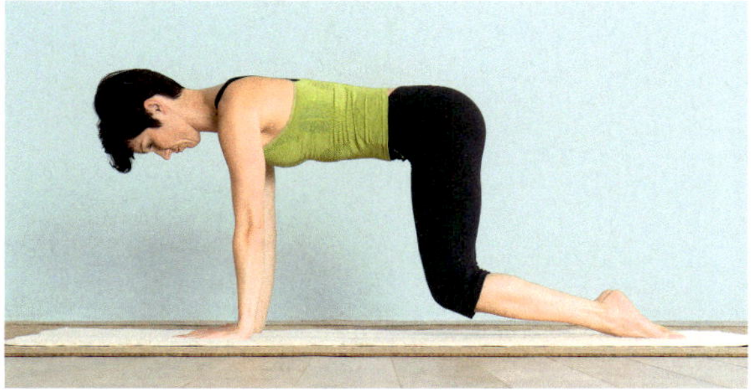

4. Knieheben (Seite 52/53)

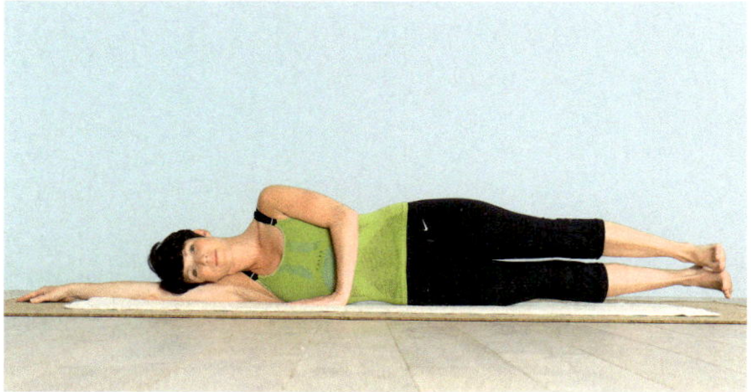

5. Seitheben im Liegen (Seite 58/59)

## Das 10-Minuten-Programm

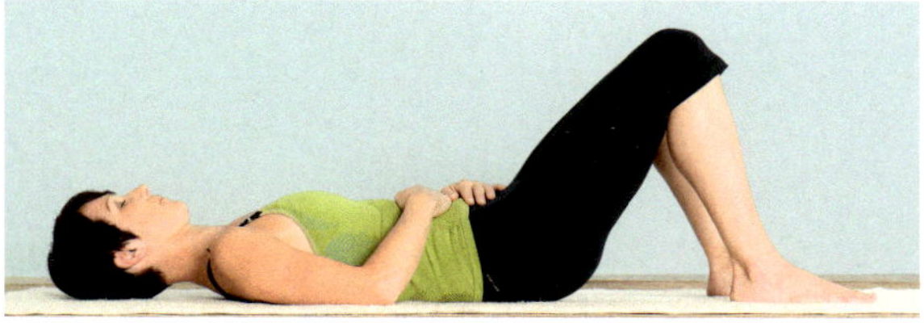

1. Den Bauch spüren (Seite 26/27)

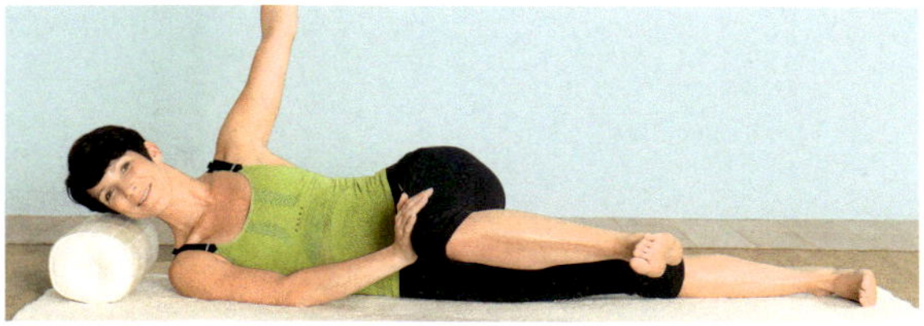

2. Kniedrücken seitlich (Seite 48/49)

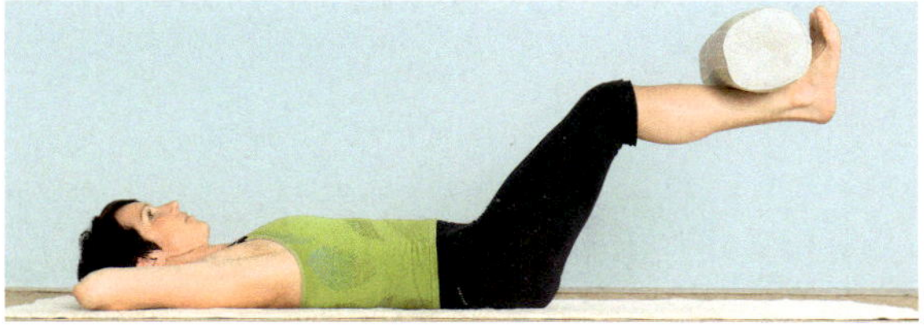

3. Die Waage (Seite 54/55)

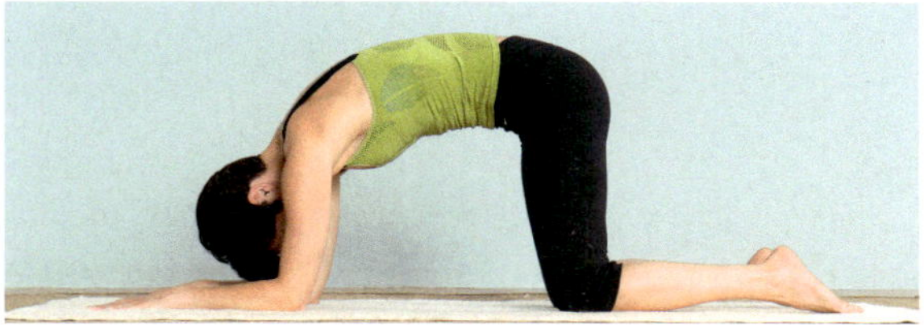

4. Katzenbuckel (Seite 32/33)

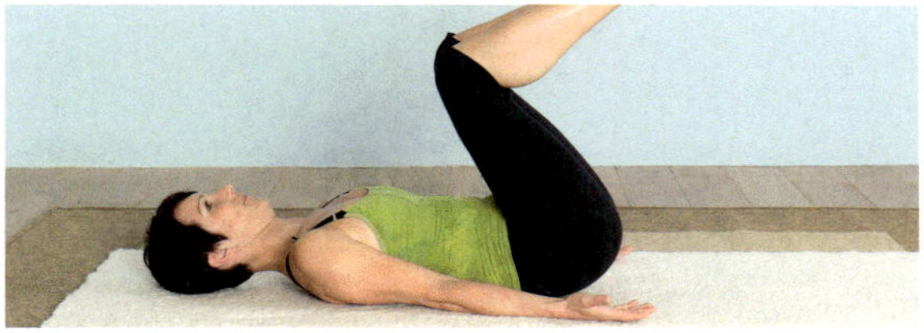

5. Beckenheben (Seite 38/39)

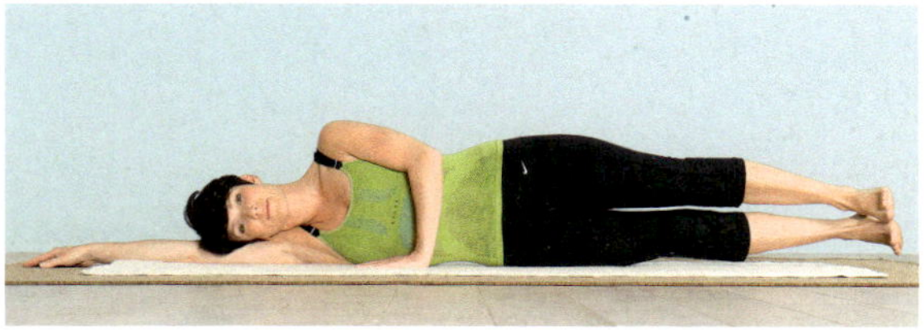

6. Seitheben im Liegen (Seite 58/59)

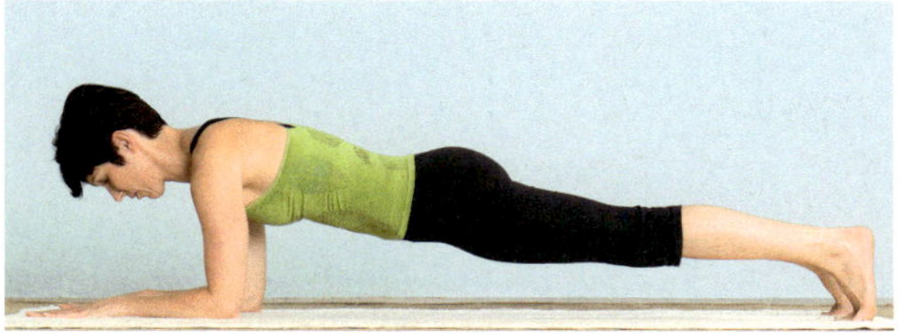

7. Das Brett (Seite 56/57)

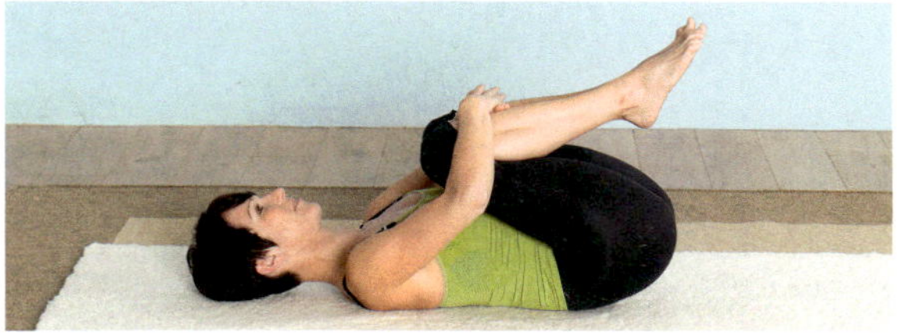

8. Dehnen und entspannen (Seite 28/29)

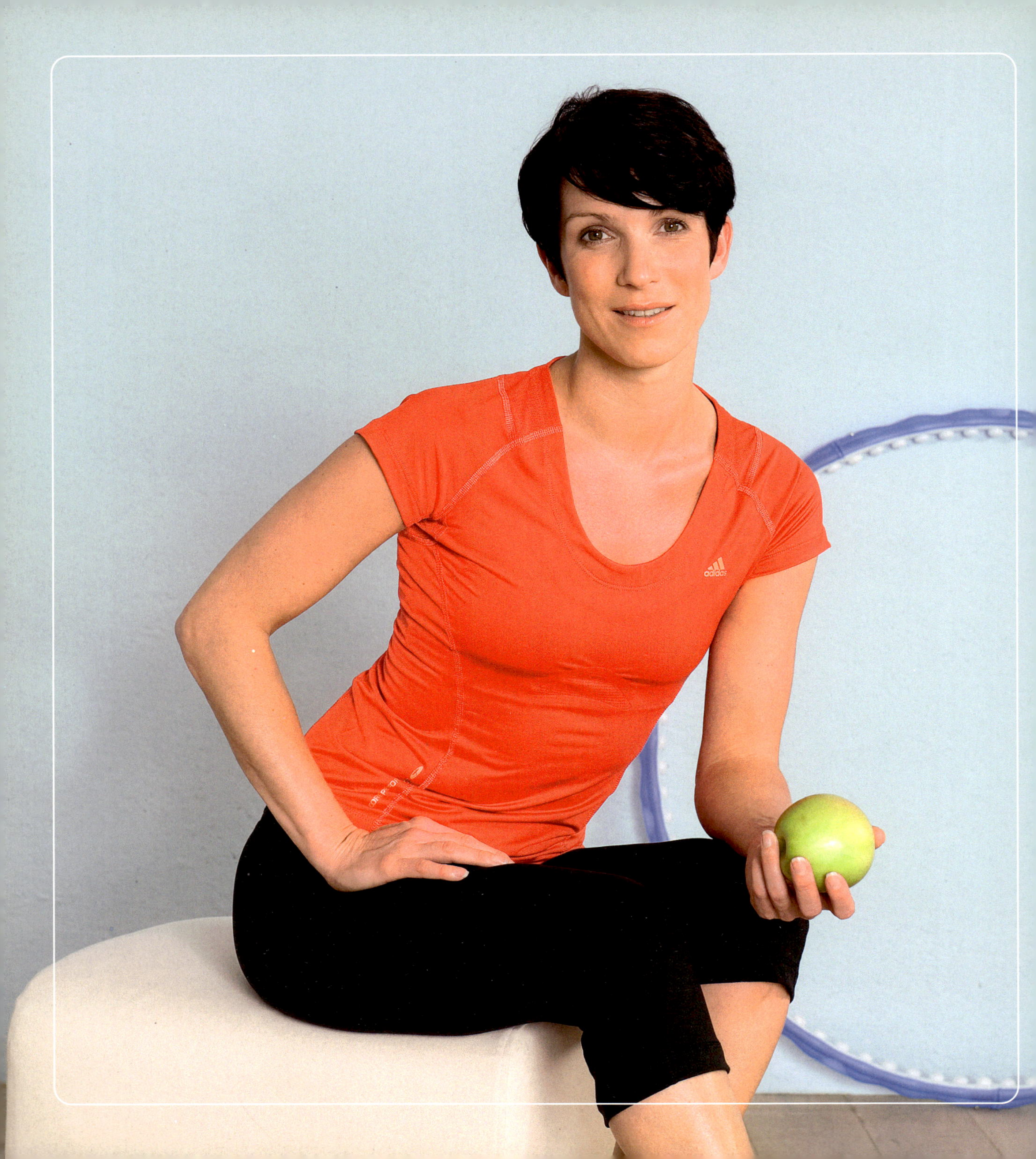

# Bauch-weg-Quickies im Alltag

# Sofa-Crunch

## Was zeichnet diese Übung aus?

Das Besondere an dieser Übung ist, wo Sie sie durchführen: nämlich auf dem Sofa. Damit gibt es keine Ausrede mehr, nicht wenigstens in der Werbepause beim Fernsehen kurz etwas für Ihre Bauchmuskeln zu tun.

## Ausgangsstellung

> Für die Übung benötigen Sie ein festes Kissen, das Sie gegen die Armstütze des Sofas lehnen können. Setzen Sie sich davor und lehnen Sie sich an das Kissen, sodass Ihr Rücken schräg nach hinten geneigt ist.

> Winkeln Sie die Beine an, und stellen Sie Ihre Füße etwa hüftbreit auf. Ihre Knie sind ebenfalls hüftbreit geöffnet, Ober- und Unterschenkel bilden ungefähr einen 90-Grad-Winkel.

> Strecken Sie Ihre Arme waagerecht nach vorne. Ihre Handflächen zeigen zueinander.

> Halten Sie Ihren Kopf in natürlicher Verlängerung der Wirbelsäule. Ihr Blick ist geradeaus gerichtet. Ziehen Sie Ihr Kinn leicht zurück, um Ihren Nacken aufzurichten.

> Spannen Sie Ihre Bauchmuskeln an, ziehen Sie Ihren Bauchnabel sanft nach innen, und drücken Sie Ihren unteren Rücken gegen das Kissen. Auch Ihre Beckenbodenmuskeln sind leicht angespannt.

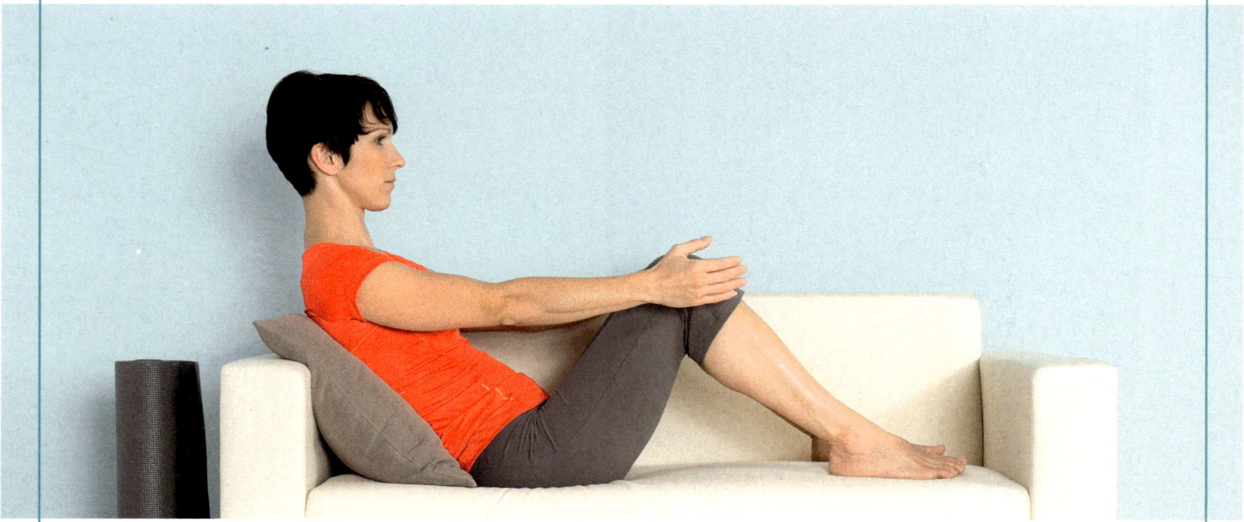

## So wird's gemacht

> Atmen Sie aus, und heben Sie dabei langsam Ihren Oberkörper weiter an. Ihr Kopf bleibt dabei in der Verlängerung der Wirbelsäule.

> Beim Einatmen lockern Sie die Muskelspannung wieder und kehren in die Ausgangsposition zurück.

> Nach der vierten Wiederholung gehen Sie nochmals in die Endstellung und halten diese etwa acht Sekunden lang. Atmen Sie während dieser Zeit tief und gleichmäßig weiter, halten Sie nicht die Luft an.

> Danach lösen Sie die Stellung auf und lehnen sich bequem zurück. Atmen Sie einige Male tief durch, entspannen Sie sich, und spüren Sie der Wirkung der Übung nach.

## Bitte beachten Sie

>> Am besten lässt sich die Übung durchführen, wenn Ihr Sofa nicht zu weich ist, damit Sie nicht zu weit einsinken. Notfalls können Sie auch auf den Boden vor dem Sofa ausweichen.

>> Je schräger Sie am Kissen lehnen, desto schwieriger ist die Übung. Sorgen Sie stets dafür, dass das Kissen Ihren unteren Rücken fest stützt und nicht plötzlich wegrutschen kann.

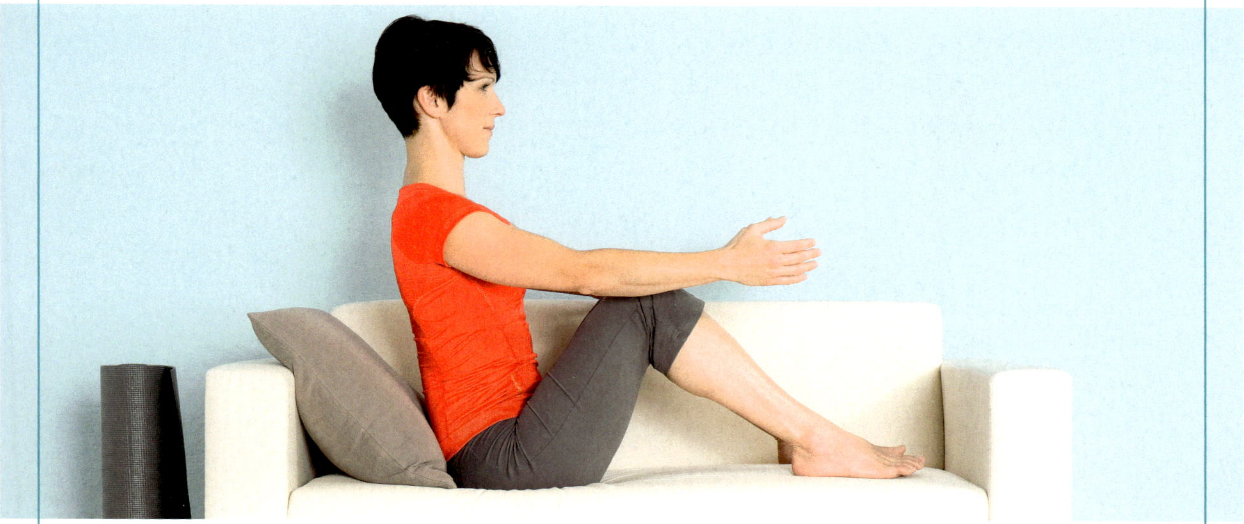

# Hula-Hoop

### Was zeichnet diese Übung aus?

Diese Übung verbessert die Beweglichkeit Ihres Beckens und trainiert dabei spielerisch alle Bauchmuskeln. Gleichzeitig fördert sie Ihre Koordinationsfähigkeit, und sie hilft Ihnen dabei, Ihren Bauch besser wahrzunehmen – und dabei macht sie auch noch jede Menge Spaß!

### Ausgangsstellung

> Die Übung wird im Stehen durchgeführt. Sie benötigen dafür genügend Platz, um nicht unversehens an Möbelecken zu stoßen. Besonders mit Reifen funktioniert Hula-Hoop umso besser, je freier Sie sich bewegen können.

> Sie können die Übung sowohl mit einem Hula-Hoop-Reifen also auch ohne ihn durchführen: Mit Reifen ist sie schwungvoller und aktiver, ohne können Sie sich besser auf die Bewegungsabläufe konzentrieren. In beiden Fällen beginnen Sie in derselben Ausgangsstellung:

> Stellen Sie sich aufrecht hin. Ihre Füße sind etwa hüftbreit geöffnet. Gehen Sie leicht in die Knie.

> Richten Sie Ihren Rücken auf, indem Sie Ihren Brustkorb leicht anheben. Ziehen Sie Ihr Kinn etwas zurück, um auch den Nacken aufzurichten. Ihr Blick ist geradeaus gerichtet.

### Bitte beachten Sie

>> Die Bewegung beim Hula-Hoop findet vor allem im Becken statt. Ihr Oberkörper und Ihr Kopf bleiben während der gesamten Übung locker aufgerichtet.

>> Wenn Sie die Übung ohne Schuhe durchführen, haben Sie einen besseren Stand.

>> Am besten trainieren Sie mal mit Reifen und mal ohne – so können Sie die Vorteile beider Varianten für sich nutzen.

### So wird's gemacht

> Mit Reifen: Lassen Sie den Reifen um Ihre Taille kreisen, und atmen Sie dabei gleichmäßig weiter bis tief in den Bauch. Wechseln Sie nach der Hälfte der Zeit die Richtung. Lassen Sie sich nicht entmutigen, wenn der Reifen zunächst immer wieder abrutscht!

> Ohne Reifen: Stützen Sie Ihre Hände in Ihre Hüften. Kreisen Sie dann locker mit Ihrem Becken: Kippen Sie es zur Seite, nach vorne, zur anderen Seite und nach hinten, und lassen Sie es einen möglichst großen Kreis beschreiben. Spannen Sie dabei immer, wenn Sie nach vorne kommen, bewusst Ihre Bauchmuskeln an. Kreisen Sie auch hier ebenso oft im Uhrzeigersinn wie gegen ihn.

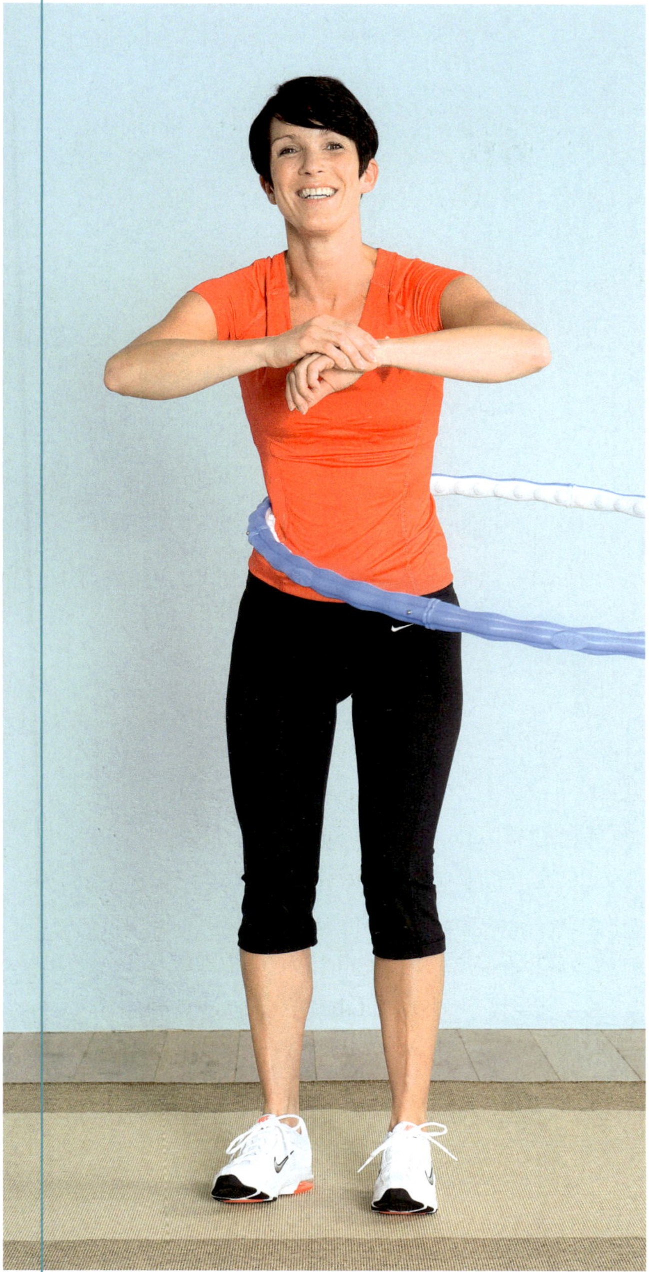

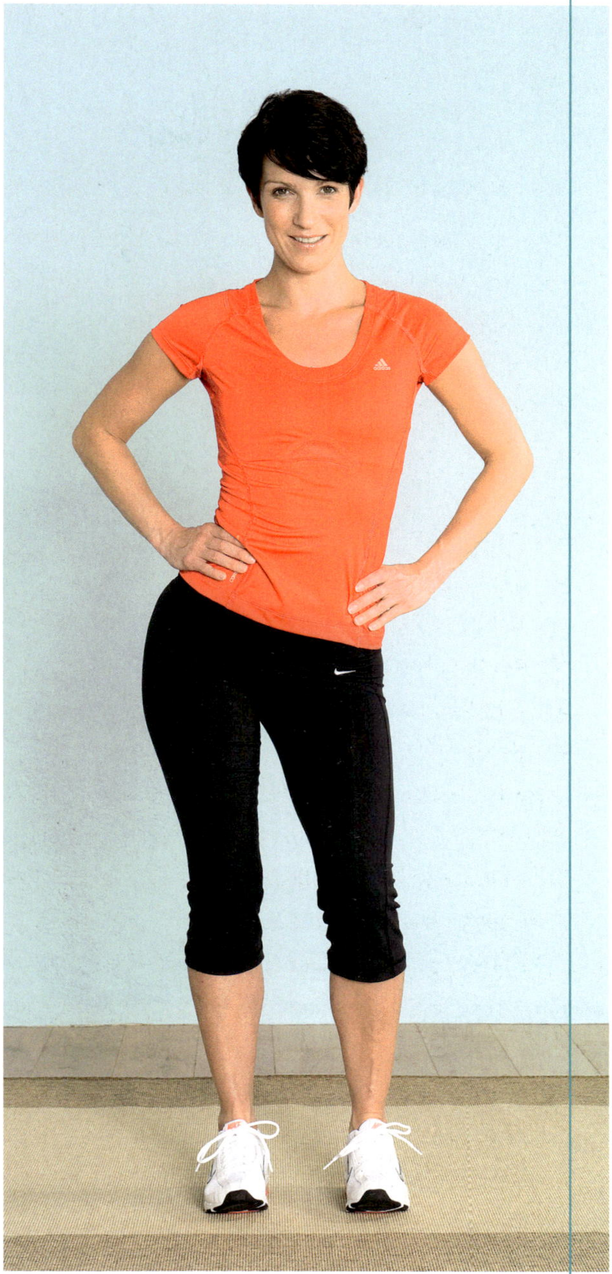

# Bauchmassage

## Was zeichnet diese Übung aus?

Die Bauchmassage hilft Ihnen dabei, einen besseren Kontakt zu Ihrer Körpermitte herzustellen. Sie regt die Verdauung an und verbessert die Durchblutung.

## Ausgangsstellung

> Am besten führen Sie die Bauchmassage im Liegen durch. Dabei dürfen Sie es ruhig weich und bequem haben, z. B. im Bett oder auf dem Sofa.
> Legen Sie sich auf den Rücken, winkeln Sie die Beine an und stellen Sie die Füße auf. Ihren Kopf dürfen Sie mit einem kleinen Kissen stützen.
> Reiben Sie Ihre Handflächen kräftig aneinander, um sie anzuwärmen. Dann legen Sie Ihre Hände flach auf Ihren Bauch, spüren Sie ihrer Wärme nach.

## So wird's gemacht

> Sie beginnen die Massage, indem Sie sanft mit einer Hand um den Bauchnabel kreisen. Massieren Sie dabei im Uhrzeigersinn: Kreisen Sie von der rechten Hüfte nach oben, über den Oberbauch zur linken Seite, dort hinab zur linken Hüfte und schließlich über den Unterbauch zurück zum Ausgangspunkt. Wiederholen Sie dies mindestens zehn Mal.
> Dann legen Sie beide Hände links und rechts auf Ihren Unterbauch. Streichen Sie Ihre Bauchmuskeln mit den Fingerspitzen in großen Kreisbögen zu den Körperseiten hin aus. Dabei wandern Ihre Hände langsam nach oben bis zum Rippenbogen. Streichen Sie an den Körperseiten zurück zur Ausgangsposition, und wiederholen Sie diesen Teil der Massage ein Mal.
> Danach kneten Sie zwischen Ihren Fingerspitzen und Daumen Ihre Körperseiten von den Rippen bis zur Hüfte. Lassen Sie Ihre Hände sanft zurückgleiten, und wiederholen Sie dies mehrere Male.
> Zum Abschluss der Massage legen Sie Ihre Hände nochmals nebeneinander auf Ihren Bauch. Atmen Sie mehrere Male tief bis in den Bauch, und spüren Sie der Wirkung der Massage nach.

### Bitte beachten Sie

>> Am besten wirkt die Massage, wenn sie auf der nackten Haut durchgeführt wird.
>> Drücken Sie nicht zu fest zu – die Massage soll niemals schmerzen. Lassen Sie Ihre Hände stets behutsam über die Haut gleiten.
>> Bei trockener Haut können Sie die Massage auch mit Massageöl durchführen. Am besten eignet sich dafür hochwertiges Mandel- oder Jojobaöl.

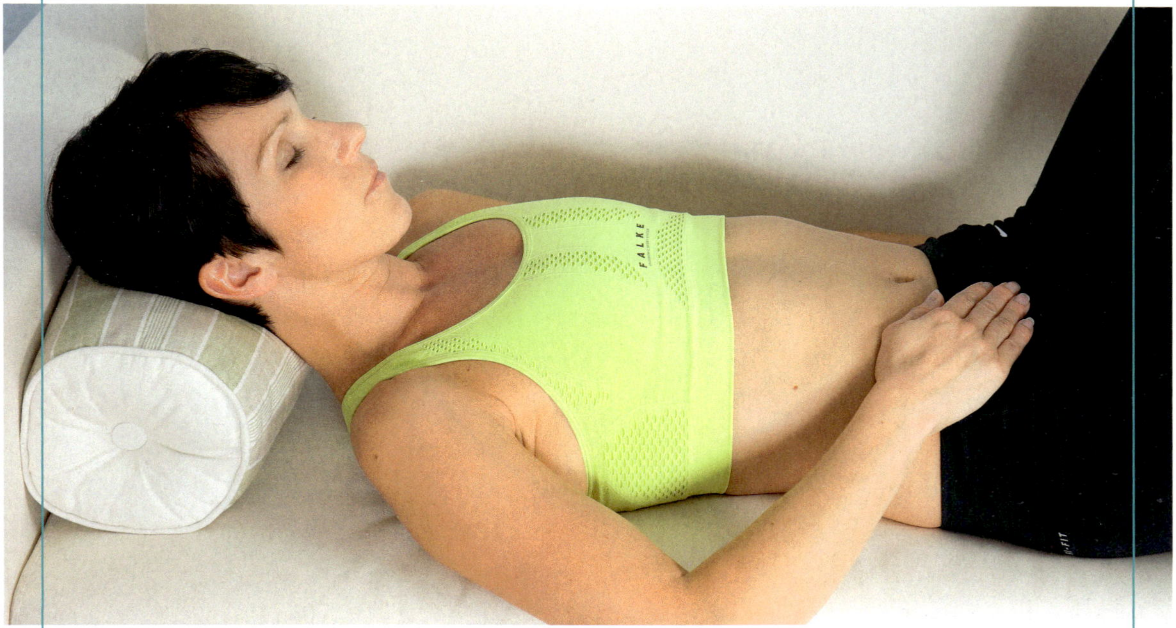
FALKE

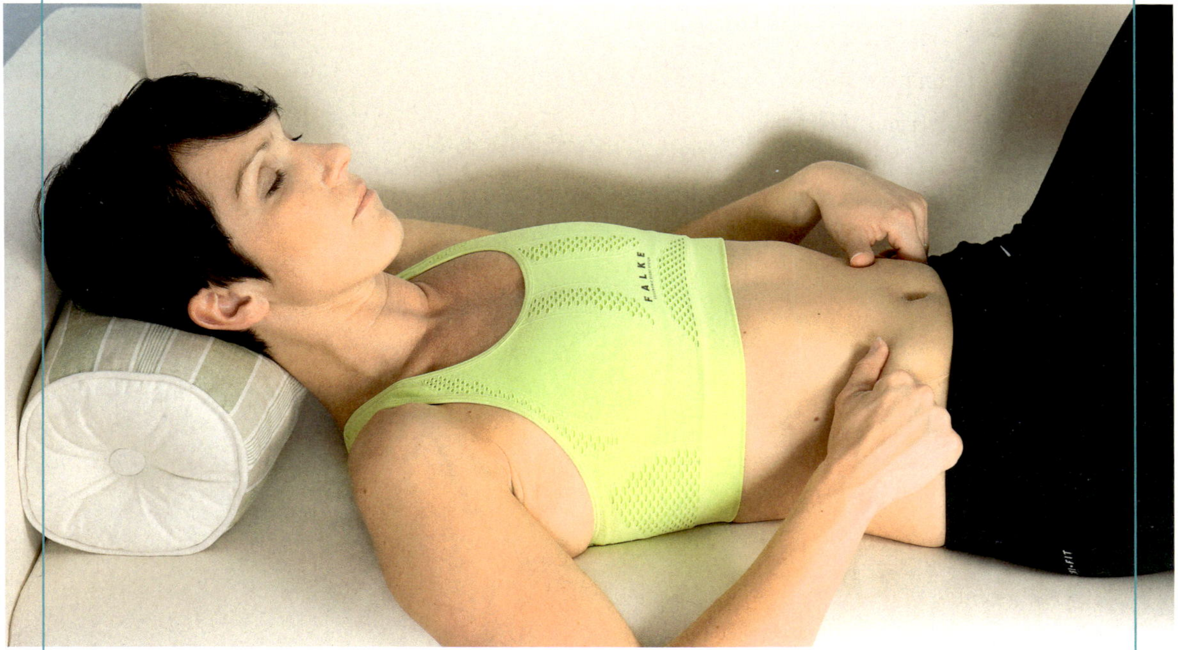
FALKE

## Abrollen im Sitzen

### Was zeichnet diese Übung aus?

Mit dieser Übung können Sie Ihre Bauchmuskeln trainieren, auch wenn Sie einmal keinen Platz zum Hinlegen haben, zum Beispiel im Büro. Sie ist außerdem besonders gut für den queren Bauchmuskel, der den Bauch schön flach macht.

### Ausgangsstellung

> Die Übung wird im Sitzen durchgeführt. Am besten auf einem fest stehenden Stuhl mit gerader Sitzfläche.

> Setzen Sie sich an die Vorderkante der Sitzfläche. Ihre Füße stehen hüftbreit geöffnet flach auf dem Boden, die Knie befinden sich über Ihren Füßen. Ober- und Unterschenkel bilden einen rechten Winkel.

> Richten Sie den Rücken auf, indem Sie den Brustkorb heben. Stellen Sie sich vor, Sie würden an der höchsten Stelle des Kopfes sanft nach oben gezogen.

> Strecken Sie Ihre Arme waagerecht nach vorne aus. Ihre Handflächen zeigen zueinander. Spannen Sie leicht die Bauchmuskeln und die Muskeln Ihres Beckenbodens an.

### So wird's gemacht

> Atmen Sie aus, kippen Sie Ihr Becken nach hinten, und neigen Sie langsam Ihren Rumpf nach hinten. Ihr Kopf bleibt dabei aufrecht, Ihre Arme sind weiterhin waagerecht ausgestreckt.

> Beim Einatmen kehren Sie ebenso langsam in die Ausgangsposition zurück.

> Wiederholen Sie dies vier Mal. Danach neigen Sie sich nochmals in die Endstellung und halten diese für acht Sekunden.

> Danach kehren Sie in die aufrechte Sitzposition zurück. Nehmen Sie sich noch etwas Zeit, um einige Male tief bis in den Bauch hinein durchzuatmen und sich zu entspannen.

### Bitte beachten Sie

>> Falls Ihre Muskeln noch nicht kräftig genug sind, neigen Sie sich nur so weit, wie Sie die Bewegung kontrolliert durchführen können. Achten Sie darauf, nicht ins Hohlkreuz zu fallen!

>> Falls der Stuhl eine Rückenlehne hat, setzen Sie sich entweder seitlich darauf, oder Sie neigen sich nur so weit zurück, bis Sie fast an die Lehne anstoßen.

>> Falls Sie auf einem Bürostuhl mit Rollen üben, achten Sie darauf, dass er nicht plötzlich wegrollt.

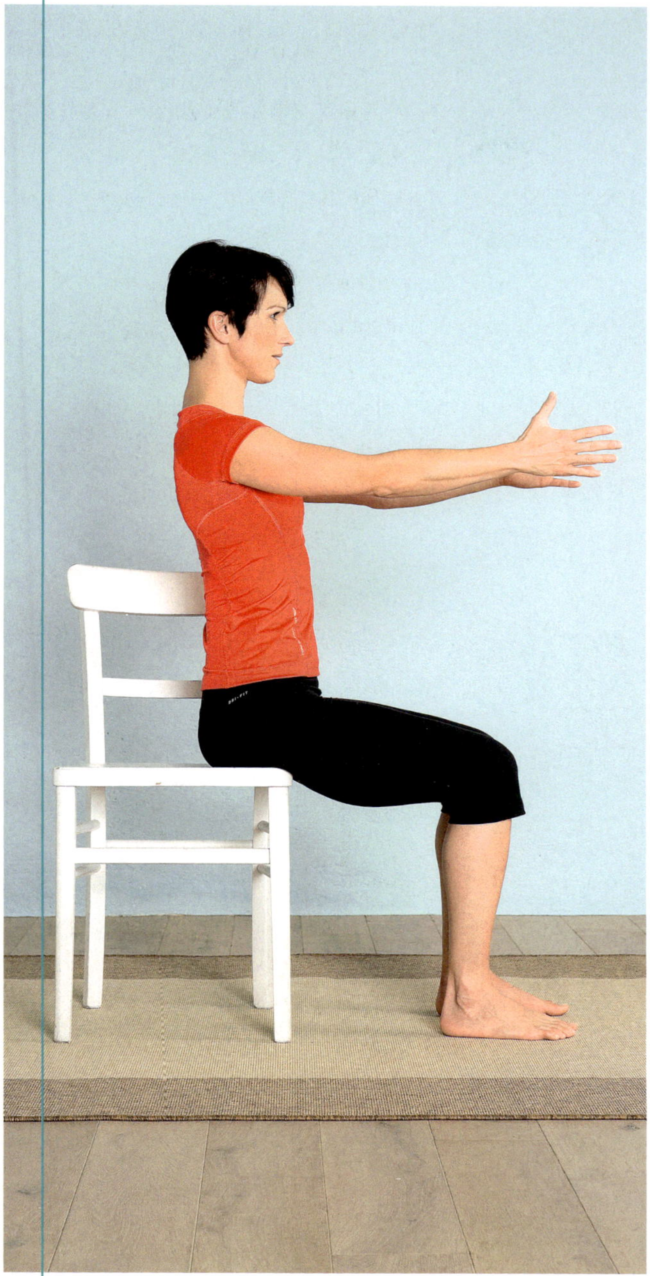

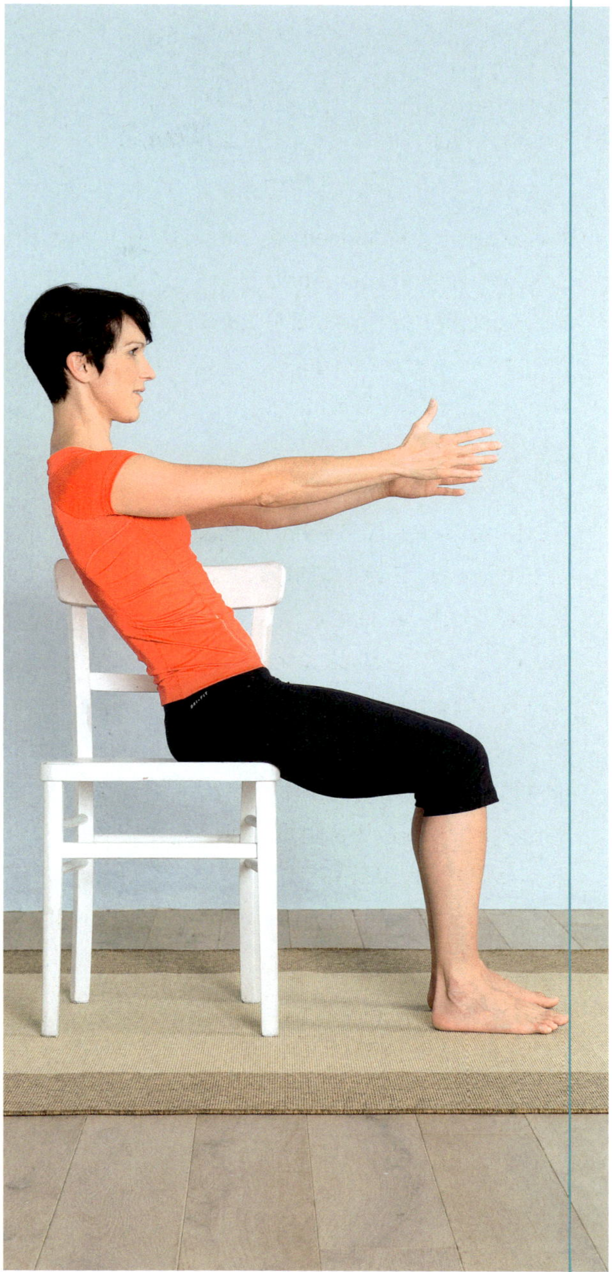

## Seitbeugen

### Was zeichnet diese Übung aus?

Beim Seitbeugen werden besonders die schrägen Bauchmuskeln trainiert. Das strafft die Taille, und außerdem stabilisiert es den Rumpf.

### Ausgangsstellung

> Die Übung wird im Stehen durchgeführt. Sie benötigen dafür ein geeignetes Gewicht, beispielsweise eine Aktentasche oder eine gefüllte Einkaufstüte. Das Gewicht sollte nicht allzu schwer sein, sodass Sie die Tasche problemlos mit einer Hand halten können.

> Stellen Sie sich aufrecht hin. Ihre Füße stehen etwa hüftbreit nebeneinander, die Fußspitzen zeigen nach vorne. Halten Sie Ihren Kopf in Verlängerung der Wirbelsäule gerade aufgerichtet, als würden Sie an seiner höchsten Stelle sanft nach oben gezogen. Ihr Blick ist geradeaus gerichtet.

> Nehmen Sie die Tasche in Ihre linke Hand. Ihre Arme hängen locker herab.

### So wird's gemacht

> Neigen Sie den Oberkörper etwas zur linken Seite, ohne ihn dabei zu drehen. Ihre linke Hand befindet sich nun höchstens eine Handbreit tiefer als zuvor.

> Atmen Sie aus, und richten Sie Ihren Oberkörper in die Ausgangsstellung auf. Setzen Sie die Bewegung zur rechten Seite fort, bis Ihr Oberkörper ebenso weit nach rechts geneigt ist wie zuvor nach links.

> Beim Einatmen kehren Sie über die Ausgangsstellung in die nach links geneigte Haltung zurück.

> Am Ende der letzten Wiederholung neigen Sie Ihren Körper nochmals nach rechts in die Endstellung und halten diese etwa acht Sekunden lang. Atmen Sie dabei gleichmäßig weiter.

> Lösen Sie die Stellung auf und entspannen Sie sich kurz, bevor Sie die Tasche in die andere Hand nehmen und die Übung seitenverkehrt wiederholen.

### Bitte beachten Sie

>> Ihr Oberkörper zeigt gerade nach vorne: Neigen Sie sich zur Seite, ohne sich dabei in der Hüfte zu drehen.

>> Halten Sie während der ganzen Übung leicht Ihre Bauch- und Beckenbodenmuskeln gespannt, um nicht ins Hohlkreuz zu kommen. Ziehen Sie Ihre Schulterblätter leicht nach hinten und unten.

>> Ihr Oberkörper bewegt sich wie das Pendel einer Uhr, aber nur ein kleines Stück zu jeder Seite. Achten Sie darauf, nicht in der Hüfte einzuknicken.

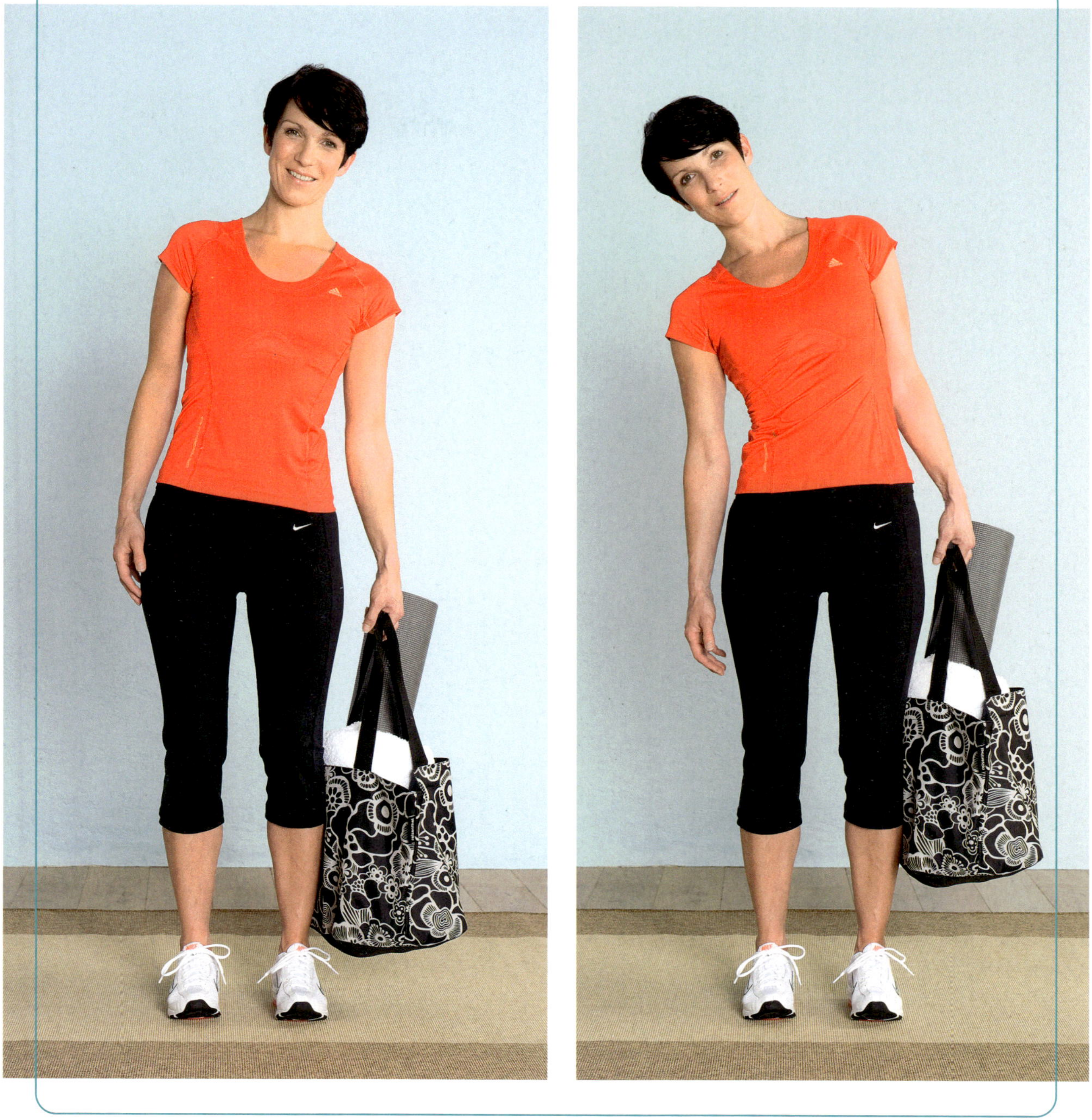

## Haltung zeigen

### Was zeichnet diese Übung aus?

Eine schlechte Haltung belastet nicht nur Ihre Wirbelsäule, sondern sie führt auch dazu, dass sich Ihr Bauch zusätzlich nach vorne wölbt – er wird umso runder, je weiter Sie ins Hohlkreuz gehen.
Umgekehrt wirkt Ihr Bauch ganz von alleine schlanker, wenn Sie Ihren Körper aufrecht halten. Das gilt sowohl im Stehen als auch im Sitzen.

### Haltung zeigen im Stehen

> Stellen Sie Ihre Füße mit leicht gebeugten Knien etwa hüftbreit nebeneinander, und belasten Sie beide gleichmäßig.

> Richten Sie nun Ihr Becken auf, indem Sie Ihre Bauch- und Beckenbodenmuskeln leicht anspannen – das verhindert, dass Sie ins Hohlkreuz kommen.

> Heben Sie Ihr Brustbein an, um Ihren Rücken vollständig aufzurichten. Dabei öffnen sich Ihre Schultern leicht, und auch Ihr Dekollete kommt besser zur Geltung. Zuletzt machen Sie Ihren Nacken lang und richten den Kopf auf, indem Sie sich vorstellen, dass Sie am höchsten Punkt des Kopfes sanft nach oben gezogen werden.

> Bleiben Sie bewusst einige Augenblicke lang in dieser Haltung. Atmen Sie dabei ruhig weiter, und spüren Sie nach, wie viel besser und leichter sich Ihr Körper dadurch anfühlt. Zusätzlich können Sie versuchen, sich auch im Gehen bewusst aufrecht zu halten.

### Haltung zeigen im Sitzen

> Haltung zeigen können Sie auch im Sitzen – dadurch wirkt das Training noch schneller.

> Stellen Sie Ihre Füße hüftbreit nebeneinander auf den Boden. Bei idealer Sitzhöhe bilden Ober- und Unterschenkel einen 90-Grad-Winkel. Auch Ihre Knie sind etwa hüftbreit geöffnet.

> Richten Sie Ihren Rücken auf, indem Sie den Brustkorb anheben. Nehmen Sie Ihr Kinn leicht zurück, und richten Sie auch Nacken und Kopf auf.

> Spannen Sie leicht die Bauchmuskeln an, und richten Sie Ihr Becken so auf, dass Sie spürbar auf Ihren Sitzhöckern sitzen. In der richtigen Haltung kommen Sie weder ins Hohlkreuz, noch wird Ihr Rücken rund.

### Bitte beachten Sie

>> Im Alltag automatisch eine aufrechte Haltung einzunehmen wird Ihnen umso leichter fallen, je öfter Sie sie bewusst einüben.

>> Üben Sie vor einem großen Spiegel – so können Sie die Wirkung sofort sehen.

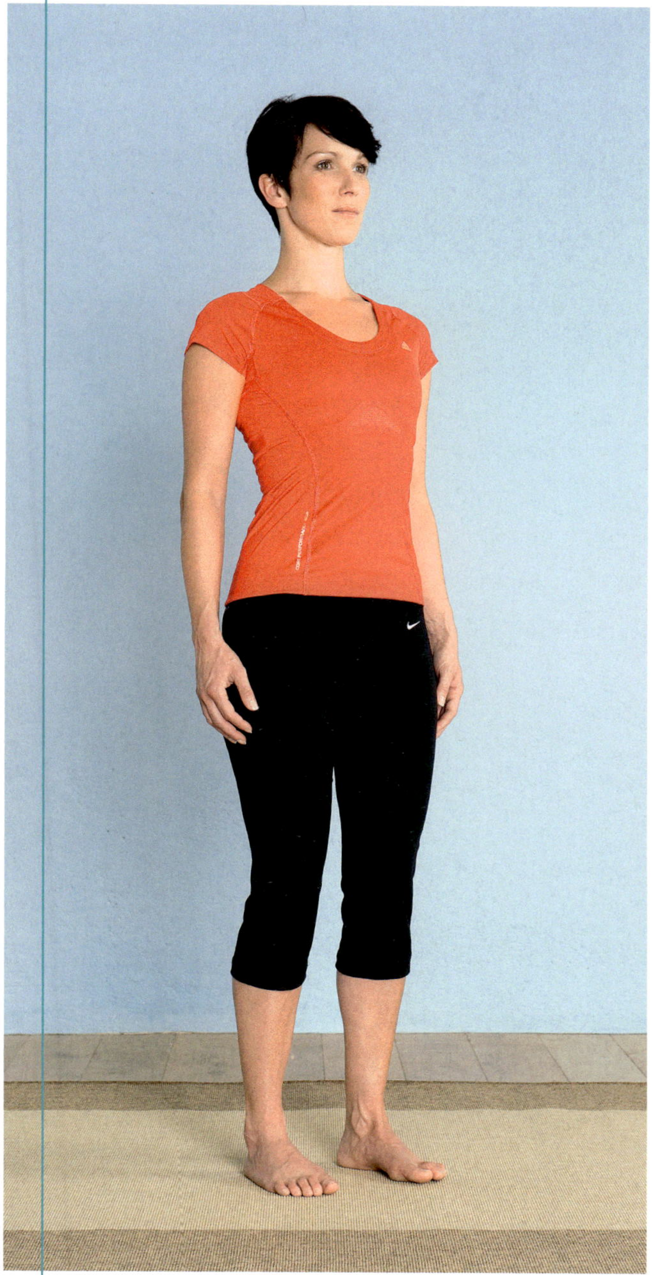

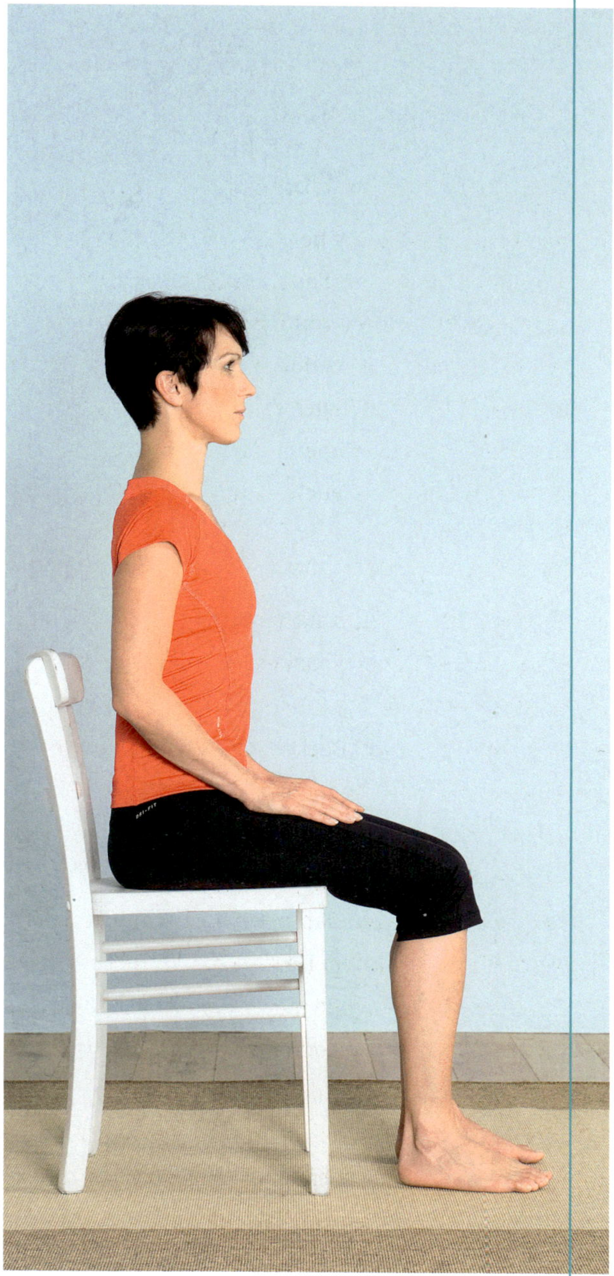

# Anti-Hunger-Akupressur

## Was zeichnet diese Übung aus?

Akupressur lässt zwar den Bauch nicht einfach verschwinden, aber sie kann Hungerattacken bremsen und das natürliche Gleichgewicht zwischen Hunger- und Sättigungsgefühlen wiederherstellen. So hilft sie Ihnen dabei, nicht mehr zu essen als nötig und überflüssiges Bauchfett dadurch langsam, aber sicher abzubauen.

## Akupressurpunkte

Die folgenden Akupressurpunkte eignen sich dafür besonders gut:

> **Lenkergefäß 26**: Dieser Punkt hilft gegen Heißhungerattacken. Er liegt genau zwischen Nase und Oberlippe auf der Mittellinie des Gesichts.

> **Konzeptionsgefäß 12**: Der Punkt reguliert die Funktion des Magens und fördert die Verdauung. Er liegt auf der Mittellinie des Körpers eine Handbreit oberhalb des Bauchnabels.

> **Magen 36**: Dieser Punkt wirkt allgemein harmonisierend. Außerdem hilft er, wenn die Gedanken ständig ums Essen kreisen. Sie finden ihn seitlich unterhalb der Knie. Tasten Sie am unteren Ende der Wölbung am Schienbein einen Fingerbreit nach außen, bis Sie eine kleine Vertiefung finden. In ihr liegt der Punkt. Er sollte gleichzeitig an beiden Beinen gedrückt werden.

> **Perikard 6**: Auch dieser Punkt beruhigt den Magen. Er liegt an der Innenseite des Arms, drei Fingerbreit oberhalb der Beugefalte des Handgelenks zwischen den beiden dort tastbaren Sehnen.

## So wird's gemacht

> Sie können die Akupressur nahezu jederzeit durchführen. Günstig ist, wenn Sie sich dafür kurz setzen können. Meist erzielen Sie schon eine gute Wirkung, wenn Sie einen der oben genannten Punkte behandeln. Sie können jedoch auch zwei oder drei Punkte nacheinander drücken.

### Bitte beachten Sie

>> Ihr Gespür hilft Ihnen dabei, die Punkte zu finden: Sie reagieren etwas empfindlicher auf den Druck als das umliegende Gewebe.

>> Normalerweise werden die Punkte direkt auf der Haut gedrückt, notfalls können Sie sie jedoch auch durch dünne Kleidung hindurch massieren.

>> Die Wirkung der Akupressur stellt sich gelegentlich nicht sofort, sondern erst im Verlauf von 10 bis 20 Minuten ein.

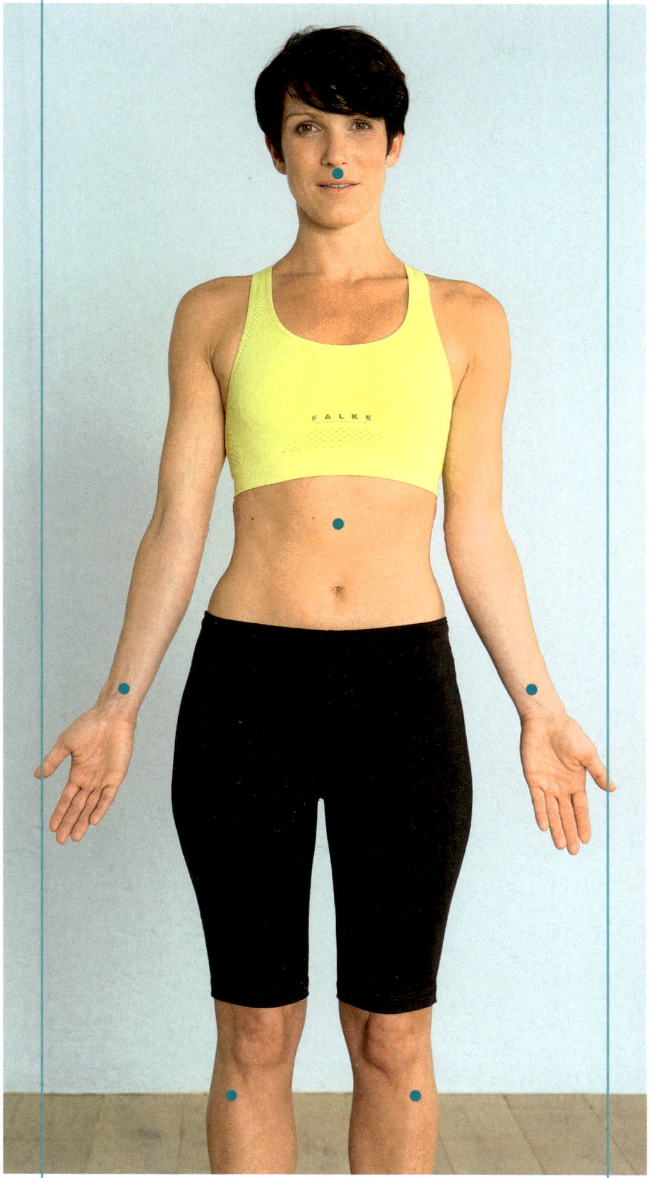


> Drücken Sie die Punkte sanft mit der Fingerspitze oder mit der Kuppe Ihres Daumens. Sie können dabei nur senkrecht drücken oder den jeweiligen Punkt mit kleinen Kreisen massieren.

> Drücken Sie nur so stark, dass es sich noch angenehm anfühlt. Halten Sie den Druck jeweils mindestens 30 Sekunden lang. Spüren Sie dabei stets der Wirkung nach, und passen Sie den Druck und seine Dauer so an, dass Sie sich dabei wohl fühlen.

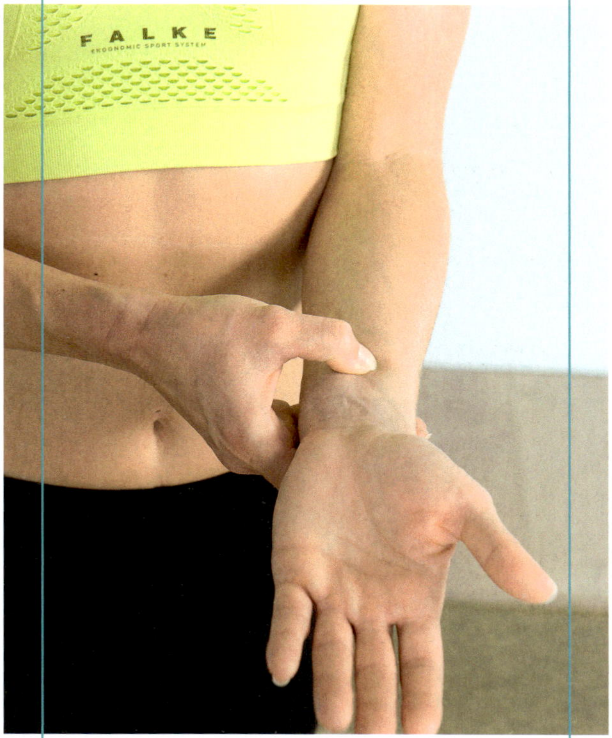

# Stichwortverzeichnis

# Interessante Bücher

Mießner, Wolfgang: Trainings-Guide Bauch. BLV, München 2005
Rehm-Schweppe, Rahel / Grabosch, Sabine: Beckenboden-Quickies. BLV, München 2010
Wessels, Miriam / Oellerich, Heike: Yoga für den Bauch. BLV, München 2007
Bennini, Carla: Hantel-Quickies. BLV, München 2009

# Über die Autorin

**Carla Bennini**, geboren 1979 in Berlin, ist zertifizierte Fitnesstrainerin mit Ausbildung in Pilates, Yoga, Body-Toning und Cardio & Kraftleistungs-Diagnostik. Einige prominente deutsche Schauspieler engagieren sie regelmäßig als Personal Trainerin.

---

## Impressum

**Bibliografische Information der Deutschen Nationalbibliothek**
Die Deutsche Nationalbibliothek verzeichnet diese Publikation in der Deutschen Nationalbibliografie; detaillierte bibliografische Daten sind im Internet über http://dnb.d-nb.de abrufbar.

BLV Buchverlag GmbH & Co. KG
80797 München



Bildnachweis:
Alle Fotos von Bethel Fath
Grafik: Jörg Mair

Umschlaggestaltung: Kochan & Partner
Umschlagfotos:
Vorderseite: Kristiane Vey/jump
Rückseite: Bethel Fath

Lektorat: Maritta Kremmler/Marion Ónodi
Herstellung: Angelika Tröger
Satz: Uhl + Massopust, Aalen

Gedruckt auf chlorfrei gebleichtem Papier

Printed in Italy
ISBN 978-3-8354-0719-0

Hinweis
Das vorliegende Buch wurde sorgfältig erarbeitet. Dennoch erfolgen alle Angaben ohne Gewähr. Weder Autorin noch Verlag können für eventuelle Nachteile oder Schäden, die aus den im Buch vorgestellten Informationen resultieren, eine Haftung übernehmen.